精神科クリニックにおける精神療法

認知行動療法・
マインドフルネス・
森田療法をむすぶ
弁証法的治療

内村英幸
竹田康彦
編著

UCHIMURA HIDEYUKI
TAKEDA YASUHIKO

PSYCHOTHERAPY
IN PSYCHIATRIC
CLINIC

Ψ 金剛出版

序にかえて

　1919年（大正8年）に確立した森田療法は，まもなく創始100年を迎える。この間，社会構造の変化とともに若者の精神構造も変化してきた。森田療法を学んで自ら実践し克服してゆく自己完結型の人は減少し，規範形成不全，不安耐性の低い未熟化した若者が増えてきた。1960年代，臥褥，不問，作業をキーワードにした原法の入院森田療法を行っても，患者は追い込まれ耐えられず，治療を中断せざるをえない事例を経験した。当時は，森田療法の治療の場は意識化されず自明なこととされて，技法のみが強調されていた。しかし，この挫折体験から，治療者とともに生活する大家族的治療の場が，いかに患者を受容し支えているかということに気づき，治療の場の重要性について論じた（内村：森田療法における「とらわれ」と治療の場について，精神医学，1970）。このため，一般のストレスケア病棟で森田療法を実践するには，主治医と担当ナースがペアを組み，父親と母親的役割を分担し，核家族的治療構造を設定し，不安耐性の低い若者の依存的側面を意識して受け止めながら治療をすすめ，効果を上げるようになった（内村編：『森田療法を超えて――神経質から境界例へ』，金剛出版，1992）。

　これから25年経った現在までの間に，森田療法原法の施設は減少していったが，不問型の入院森田療法から対話型の外来森田療法が盛んに実践されるようになった（北西編：『森田療法を学ぶ――最新技法と治療の進め方』，金剛出版，2014）。しかし，森田神経質の「恥の意識」から「怯えの意識」への時代変化は，1960年代から指摘されていた（西出：青年期神経症の時代的変遷，児童精神医学とその近接領域，1968）。力動的には，三者関係からより未熟な母子の二者関係の病理が顕在化していった。クリニックで不安耐性の低い若者に対して森田療法を導入するには，入院治療の経験から家族的治療の場をいかに設定してゆくかが重要な課題であった。家族的な治療の場としてのデイケアや両親，特に母親を補助治療者として導入して検討してきた。

社会的引きこもりの神経症，特に社交恐怖症（関係妄想性・確信型対人恐怖症を含む）の若者は，否定的自己を誇大的自己で防衛し，ついには分裂（スプリット）して，Kohutの自己愛的病理構造を示してくるが，森田療法を実践する中で家庭的治療の場がいかに有効に作用しているか実感してきた。これらの事例は，森田神経質の現代版ではないかとさえ思われる。さらに，母子間の「とらわれ」や「見捨てられ体験」などの悪循環が根底にあって，この悪循環を断ち，関係の修復によって衝動をコントロールできるようになり成長してゆく事例も経験した。

　他方，マインドフルネス瞑想法を導入した第三世代の認知行動療法が登場し，森田療法との類似性について盛んに議論されるようになった（Heyes, Siegel & Linehan：『マインドフルネス＆アクセプタンス』，ブレーン出版，2005；第29回日本森田療法学会，2011）。特に，境界パーソナリティ障害を対象にしたLinehanの弁証法的行動療法（DBT）の治療観は，対象は異なるが森田療法の治療観に類似しており，認知行動療法と森田療法の橋渡し的治療が登場してきた（内村，竹田：弁証法的行動療法と森田療法の治療観と戦略，精神医学，2012）。「純な心：一次感情」や「感じ−直観」は，森田療法でもDBTでも中核のキーワードである。瞑想法の「サティ：気づき」や行動連鎖分析で「純な心：一次感情」に気づき，負の連鎖を断ち切る技法も取り入れ実践してきた。

　共同執筆者の竹田は，認知行動療法のエキスパートで，摂食障害など児童思春期の疾患を取り扱ってきた。児童思春期の事例は，素直に甘えた体験が乏しく，生活技術も未熟で，言語化できず，無構造的行動化を示す状態である。家族的治療の場のデイケアで受容し，まず身体レベルで安心感，信頼感を育成し，問題に対する対処法を1つ1つ学習し人格を構造化させてゆく認知行動療法が必要になる，さらに，家族会も重視され親業の学習も必要である。このような治療から，DBTの「今，ここ」を重視するマインドフルネス瞑想法の併用，さらに森田療法へと発展させ「あるがまま」の自己受容へと治療をすすめている。

　治療過程をできるだけ多くの事例で具体的に提示してきたが，プライバシーには充分配慮して記載した。クライアントの悩みへの対処法を協働作業で検

討してゆく過程で，悩みを克服してゆく対処法について多くのことを彼らから学び，一緒に治療者も成長してきた。彼らは，協働作業の過程で「とらわれ」に内包された健康なしなやかな力（resilience）を発揮してくる。これらの治療の根底にあるのは，依存と自立，現実と理想，生と死など自己矛盾を抱えながら，「今，ここ」の現在をよりよく生きるという自己否定から自己肯定への弁証法的転回である。第Ⅰ部はこれらの実践を検討しまとめた。

　第Ⅰ部で述べてきた治療経験から，対話による治療関係や認知の修正などトップダウンの技法のみでは，未熟な若者への対応は困難であり，身体レベルのボトムアップの技法で信頼関係を育成し，健全な五感－身体感覚の再生が同時に重要であると感じている。他方，Rizzolatti らによる1986年にかけての一連の研究からのミラーニューロンの発見は，認知神経科学や自己神経科学の著しい発展を促してきた。心としての発達的身体論や心としての身体技法の神経基盤についても断片的だが明らかになってきた。さらに，マインドフルネス瞑想法によって心の負の連鎖を止めると，デフォルトモード神経回路（心の迷走回路）の脱活性化がfMRIで認められるなど，心と脳をむすぶ神経現象学が発展してきた。このような知見を加えて，第Ⅱ部は，心と脳を媒体する心でもあり物でもある両義的身体についてまとめた。

　情動に関する脳の薬理化学を学んできた筆者は（内村編：『情動と脳──精神疾患の物質的基礎』，金剛出版，1981），Merleau-Ponty の両義的身体論をベースに心身一如，無我の禅の思想，非線形カオス理論，さらにVarela の神経現象学の影響を受けながら，青年期の事例を対象に森田療法に認知行動療法，マインドフルネスを併用して弁証法的治療として実践し考察してきた。他方，細やかな対応を必要とする発達途上の未熟な思春期事例を対象にする竹田は，河本のシステム現象学の考えを援用しながら，行動・作業の認知プロセスの解析から行動の構造の見立てや治療・介入のポイントを明確化し，認知・行動療法，マインドフルネスと森田療法の併用，統合を目指している。

　以上のごとく，筆者らの勤務する福岡心身クリニックの実践では，森田療法の立場の筆者と行動療法の立場の竹田が，意見交換しながらお互いの技法の限界を補完し合い，弁証法的精神療法を展開してきた。1992年，入院治療の実践記録をまとめ，外来治療への展望を述べた『森田療法を超えて──神

経質から境界例へ』の続編として，今回は，この15年間のクリニックの外来実践記録を編纂し，次のステップの基盤にしたいと思っている。皆様の忌憚のないご意見を賜りさらに発展させてゆければと願っています。

　最後に，この出版にあたって，金剛出版の出版部長，弓手正樹様には，ご助言，ご支援たまわり，心より感謝申し上げます。

　2018年4月

内村英幸

目次

序にかえて◉内村英幸 3

第Ⅰ部　弁証法的治療の実践

第1章　**森田正馬と家族療法** 13
家族的治療構造
内村英幸

第2章　**家族的治療構造をもつ森田療法的ショートケア** 29
松尾顕二，河村千鶴

第3章　**誇大的自己をもつ社会的引きこもりの社交恐怖症は**
森田神経質の現代版か 43
Kohutの自己愛の病理と家族的治療の場
内村英幸

第4章　**クリニックでのマインドフルネス・森田療法** 57
直感で行動
内村英幸，中島 良

第5章　**母子間の「とらわれ」によって**
衝動コントロールができなくなった人たち 71
内村英幸

第6章　**弁証法的行動療法における2つの受容** 83
「受容」と「変化」
竹田康彦

第7章　**マインドフルネスを実践する** 93
弁証法的行動療法と森田療法
内村英幸

第8章　**認知行動療法・マインドフルネス・森田療法の統合へ** 105
身体技法を基盤にした若者の治療
竹田康彦

第II部　心と身体をむすぶ弁証法的身体論

第9章　弁証法としての森田療法 119
身体知とカオス
内村英幸

第10章　「純な心・一次感情」と「行動・作業」の認知プロセスについて 137
システム現象学との呼応
竹田康彦

第11章　発達的身体論の概要と神経基盤 155
内村英幸

第12章　心としての身体技法と神経基盤 171
内村英幸

終章　薬物療法と精神療法の意味 191
弁証法的治療へ
内村英幸

注 207
あとがき 215
初出一覧 222
編著者一覧 224

第Ⅰ部

弁証法的治療の実践

第1章

森田正馬と家族療法
家族的治療構造

はじめに

　森田正馬は，1919（大正8）年，神経質者の下宿通院療法を家庭入院に切り替え，神経衰弱と強迫観念の森田療法の理論と実際を確立した（『森田正馬伝』p.351）。森田は原著の中で森田療法を確立していった過程について次のように述べている [5, 7]。

　　「巣鴨病院の看護婦長が，長く神経質に悩んで居たので，余は妻と相談して，『転地保養の積もりで，余の家に来てはどうか』と勧めた。そして，余の家の二階に同居して，家庭の人と同様に，掃除など手伝って居る内，症状は軽快して勤務に耐へられるようになった。これが動機になって，余の家庭的療法を思い付いたのである。家庭的療法であるから，特に久亥の助力が大きかった。さらに，精神病院に入院させて，現在の療法を施したことがあるけれども，作業療法の点に於いて思うように行われない。家庭的に患者を治療するようになり，良き効果をあげるようになった」。

　このように，森田療法の原点は，家庭的療法であった。森田大人の役割と日常生活そのものに必要な仕事が作業として重要であったことを，森田は述べている。森田療法は，個と集団の二重構造を持つ大家族的な独特な治療の場へと発展していった。

I　森田正馬の治療の実際——そのエピソード

　森田は患者と生活をともにしながら「とらわれ」をいかに打破するか細かい生活指導を行っている[2]。

1．純な心の重視

　「純な心は，善悪，是非とかいう理想的の予定を没却して，拘泥のない自分自身になった時に，初めて体験されていることである」として，「かくあるべし」にとらわれ，自己中心になっている神経質者にとって直感的な原感覚である純な心を重視した。「ある方がウサギの世話をしておられた。ウサギに餌をやりに小屋に入った時，突然猛犬が跳び込み，ウサギをくわえて逃げ出し，かみ殺してしまった事件があった。その方は，入り口の造り方が悪いからこんなになってしまったと弁解された。途端にびっくりするようなお叱りのお言葉。責任回避の表面的なことではなく，なぜ可哀相なことをしたと思わないのかと」（片岡武雄『形外先生言行録』p.58）。「皿を割った時，あっしまったとつなぎあわしてみる」。この純な心を大切にすると再び失敗しないと指導した。

2．物の性を尽くす——創意工夫する

　「洗面した水は無雑作に流してしまわないで，雑巾すすぎに使い，その水はまた庭に撒くという具合でした」（山野井房一郎『形外先生言行録』p.81）。紙屑などは，風呂焚きなどに使い，その灰は肥料にした。徹底していた。

3．神経質は神経質を磨く

　「自分が入浴から出てきたら，つづいて先生が入られた。その途端，今風呂に入ったのは誰だと，大声一声。びっくりして恐る恐る浴室に入った。君は洗い桶をどこにおいたか。次の人が入って使うのに，最も都合のよい所に置くのだと。そして風呂の汚れた上水はすくいあげておくなど，御注意をいただいた」（片岡武雄『形外先生言行録』p.60）神経質は細かいから，もっと細かい配慮をして神経質の個性を磨くようにいつも指導していた。

4. 仕事に貴賎なし——その仕事になりきる

「先生は，土曜日の午後，日曜などに，便所の汲み取りをされた。着物でじじ端折りをされ，ブリキのバケツに小さな杓子でくむのである。先生自らされる。木の根元に九十センチ位の深さの穴を掘り，そこに運ぶのである。しりごみする人もいた。しりごみしつつ，この嫌さのなかにはいりこむ。その態度を教えられた」（鈴木知準『形外先生言行録』p.116）。掃除をする時は，掃除婦になりきり，家の修理をする時は，大工になりきる。なりきった時，その仕事に対して充分な能力を発揮できるようになる。この時，「とらわれ」はなくなっている。肩書きなど関係なく「今，ここ」に生きることを実践させた。

5. 心は万境に随って転ず

「二階の居間におられた先生が『林君，林君』と呼ばれた。居間に伺うと，床の間にかけられた掛け軸を巻いてしまいなさいとのことである。お指図のままにその福を巻いて箱に収めた。『それでよろしい』といわれるかと思ったらそうでない。『あれは誰の絵か見たか』とのお尋ねに私はハッと詰まって黙ってしまった。『だから君は駄目だ，掛け軸を巻けといえば，云われるままに機械的に巻くだけだ。なぜ巻きながら筆者を見たり絵を見たりしないか』といわれた」（林要一郎『形外先生言行録』p.73）。植木鉢を見ておきなさいと指示され，ぼっと見ていると先生がこられて，じっと見ていると虫がついているとか，枯れた葉があるとか，水が不足しているとか，いろいろ観察して手を動かしてみるものだ。「とらわれている」と見えるものも見えないと指導した。

6. 悲しいことは悲しい——唯悲しい

森田は，一人っ子，正一郎を20歳の若さで失くした。「先生は，納棺の時腸を断つように慟哭されました。のちに二階に帰えられ時は，はや風向霽月といった風に他のことの話もされ，全く別人のごとき態度になられたのを見て，非常に感銘しました」と，香取会長が形外会で話した。森田先生「男は泣いてはならぬとか，人に対して失礼であるとか，みっともないとか，感情

を抑えているのであるが，私にはそのような主義や理論がないから，感情の
まま小児のようになる。泣いてしまえば感情は放電されて，心が晴れてなん
ともなくなるのである」（『森田正馬全集』5巻，p.66）。

7．死ぬのは怖い──あるがままの自分の死にかたもみせる

「『人間は生まれた時は，おぎゃあおぎゃあと泣き，死ぬときはあーん，あー
んといって泣くよ。今日の僕でわっかでしょう。あれだけ思い切り泣けるも
のはいないよ。名士が大きな声であーん，あーんと泣いてはおかしいですか』。
それからうとうとして『今もまた見えた。夢と違うのう，幻覚よ』『ああこれ
はたまらん，気持ち悪いのう。相当苦しいもんじゃよ』と自分の状態を説明
している」（瀬戸行子『形外先生言行録』p202）。

　森田は，不安は唯不安，悲しみは唯悲しい，死は唯怖い，唯それだけであ
ると「あるがまま」の自分をみせて指導した。純な心を知性で「かくあるべ
し」と操作しようとせず，原感覚的な直感をあるがままに受け止めるよう24
時間生活をともにして徹底して体得させていたことが伺える。

II　大家族的治療の場

　森田は自分の家庭に患者をおき，森田の家族全体が治療に参加する形をとっ
ていった。強迫行為は意志薄弱性素質に分類し，深い病識に欠け内省力に乏
しい，自ら抑制し治さんとする努力に乏しい，人に対する思いやりも恥も外
聞も顧みる余地がない，心の内の葛藤がきわめて単純であるとした。運動欲，
作業欲，注意，観察欲など神経質と意志薄弱とは著明なる相違が認められる
として両者の強迫行為を区別し後者は治療対象から除外している[4]。しかし，
森田は一見治療意欲に乏しい重症の強迫行為の事例も治療している。この事
例から提示し，筆者の入院と外来治療事例を示し検討したい。

1．森田の不潔恐怖の治療（第38例）

「57歳の女性，23年前姑が亡くなり神仏恐怖のため手を洗い始めた事から
発症した。その後，不潔恐怖は増悪拡大し，総ての毒，腐敗，黴菌を恐れ，

手を洗い続け，何か気になるものが口唇に触れると気が済むまで洗わないと幾日も食事ができない。食べ物の口内での腐敗を恐れ食事は二食にし，絶えず楊枝を使わないと気がすまない。常に白木綿の手袋をはめないと物に触れないし，毎日5，6回交換する。紙は2，3帖使用し便所も日に5，6回半日仕事である。不潔恐怖の強烈で深刻なことあげて尽くすことのできない状態であった。最近5〜6年は精神病院で暮らしてきた。余の家庭においてくれと泣きついてきて1年の予定で置くことにした。

終日不潔と毒にこだわり何も出来ないし，余の特殊療法も行われない。自分の病気を治そうとするより，むしろ今のままで只安逸にして居ればよいという気分ばかりだった。患者の興味を持てそうな様々なことをやらして居たが，終に謡曲と仕舞の稽古に之を見出した。これが患者の人生の希望をつなぐ最も都合のよいものになった。一方約束の1年の期間が追々と残り少なくなって来た。治らなければ再び精神病院に帰れなければならない。作業は掃除，衣服のほどきもの，料理の油揚げに止まっていたが，毎日100枚ばかり使っていた紙も15枚に制限できるようになり，手袋もとることができるようになった。余が3，4回入浴での洗い方を教えて一人で入浴できるようになった。食物に関する女中への復唱確認行為を禁止していたが，治療期限が近づく頃にはしなくなった。ある日，患者に出し抜けに余の母と共に銭湯に行くよう厳命し患者は実行した。独りで身体を洗い，その上余の母の背中を流してくれたし，自分の手拭きで人の身体を洗ってやったのである。これを契機に全治を宣言し退院を許可した。1年2ヶ月の治療であった。その後，謡曲と仕舞の稽古を熱心にやり充実した生活を送る[4]」。

　小括：最初は治療意欲もなく森田療法はできず，患者の興味をもてる趣味を探して治療に導入しているし，入浴での身体の洗い方も直接指導している。同様に重症な火事恐怖と盗み恐怖の24歳の女性，第36事例の治療では，まず火事恐怖を対象にしている。それはこの方が一方の盗み恐怖よりよほど軽い方でであったからである。で，「余は或る朝突然患者を呼んで，余の火鉢を掃除するのを手伝わせた」と森田は述べている。重症例では行動療法のように要素的な目標に対して手本を示したり（モデリング），不安階層的に不安の

低い要素的な目標への恐怖突入（暴露）を一緒に行っているのである。

「久亥の思い出」や「形外会」の中で「余の患者に対する講話は自然に一般的になりやすいが，妻は具体的な事実を語ることが出来るので，効果が多い。家庭的療法であるから特に久亥の助力が大きかった，」「不潔恐怖の患者はよく私の妻が治したものです。治す人と治される人が共同の努力でうまくぴったりと行く時は，二，三週間で治ることがあります。努力して治ってくれる患者は自分の子供や身内のように思うようになります」と述べている [6, 7]。他方，患者からは「いろいろ聞きたいことがあっても先生はおっかないから，その時は奥様に聞くとよい」「本当に我々仲間のおかみさんという感じで心安く談話された」とある。このように森田夫人が受容する側面から患者を支え治療に大きく関与していたのがうかがえる。森田を家長として森田夫人，賄いのおばさん，先輩，後輩で構成され，さらに，森田の母親も生活をともにしていた大家族的治療の場そのものであった。森田は，師匠的，父親的役割，森田夫人は，おかみ的，母親的役割であったと考えられる。この暖かい家庭的な場の中で受容され，あるがままの自己肯定感と平等感を体験し，治療の場との「一体感」を体験する。このような受容的な治療構造を背景にして，生き生きとした現実の毎日の日常生活の流れをもつ治療の「場」が，生きた現実の仕事を提供した。この生きた作業を介して，「今，ここ」に没頭し自己を忘れて仕事に打ち込むことによって「とらわれ」を破壊し，不安になりきる態度をつくりだしていった。しかし，今日では，患者と生活をともにする治療の場を形成することは困難である。しかも，集団に入れず，情緒耐性が低い青少年の未熟化が指摘されている。

III　核家族的治療の場

池田 [1] は，現代の子ども達の精神構造の変化として教育上の視点から高学歴化と教育の幼児化を指摘していた。すなわち，①知的水準の底上げ，②年齢相応の責任性，自主性，目的性の未発達，自我形成の遅れとひよわさ，③規範意識の形成不全──対人関係に必要な社会的枠組み行動の変化，未熟さ，④情緒的耐性の著しい低下，である。大家族制の崩壊と核家族化さらに家族

機能不全化は，子ども達の発達に大きな影響を与えてきた。森田療法の治療の場のない一般の精神科病棟では，受容する側面が不可欠であった。このため受け持ち看護師とペアを組み，核家族的治療の場を形成して実践できるようになった。今日の思春期，青年期に見られる「とらわれ」は，未発達な母子関係の中での「母親の期待に答えたい，嫌われ見捨てられまい」という「よい子でなければならない」という萌芽的規範と依存をめぐる葛藤のようである[12, 14]。

1. 入院森田療法

(1) 確認強迫行為のM——思春期病棟

　Mは，成績がよいので母親は大いに期待し私立中学めざして受験勉強のため5年生の時に塾に入れた。このころより戸締りや物を落としたのではないかなどの強迫的な確認行為が出現した。中学3年生の時に生活できなくなり思春期病棟に入院となった。

　主治医と受持ち看護師による核家族的治療構造の中でMを受容し，7日間の臥褥は守れて，起床後は作業を介し生活をうながしていった。強迫行為は見られなくなり，高校受験のため3カ月で退院し復学した。しかし，退院後「今は受験できついから甘やかして」とあくことなき甘えを示し，1つ1つ母親に確認させ巻き込んでいった。私立高校は合格したが希望の公立高校（母親の期待に答えるためとMはいう）受験時より荒れだし，受験に失敗して症状はひどくなり物を投げ「かわいがってほしいのにいじめる」と母親を攻撃した。しかし，退院後は学校や祖父母の家など家庭以外では問題行動は見られなかった。母子関係の悪循環を断つため母親は毎日パートに出勤するといって家を出て，Mに巻き込まれない状態を作った。友達が迎えに来るので，物を投げても自分でかたづけて，学校に行くようになった。強迫行為は徐々に軽快していった。高校3年生になると，有名大学をめざして受験勉強に頑張った。A大学に合格したが，浪人してもっと有名な大学を受験するという。やはり母親の期待に答えるためという。母親はこの大学で充分だと話し，今まで母子間の相互作用を断ち自立させるべきだと考え，意図的に親元から離し寮生活をさせることにした。その後，問題なく大学生活を送り卒業し社会人

になっている。

不安の強い母親であったが，退院後，母親を治療者として主治医が指導し支援していった。単身赴任で無関心だった父親も家族を支えるように努力するようになった。母親を中心にした両親の対応の変化は，森田療法的な家族療法であった。

(2) 激しい強迫行為のA──精神科病棟での核家族的治療の場

物が何でも気になり見えないところに捨てないとおれないという。同胞4人の末っ子，母は本人出産後精神病状態となり接触は乏しく，同胞とは年齢差も大きく孤独な子ども時代を送った。元来，潔癖症の傾向はあったが生活に支障はなかった。母が病気となり便失禁し，その処理をした後不快感が残るようになった。2年後，父が脳卒中で倒れ看病している時便失禁があり，黄色に対して不快感が強まった。服などの黄色のシミをハサミで切り取り捨てないとおれなくなった。仕事も上司とうまくゆかず，さらに2年後，別の会社に移ったが，黄色以外に道路の石が気になり見えないところに捨てないとおれない行動も出現し，某精神科病院に入院した。しかし，病状は悪化し，何でも物が気になり見えないところに捨てまわる行為に支配され転院してきた。

治療経過：入院時は落ち着きなく，記録室のマジックペン，タオル，花瓶，クシ，ブラシなど次々に窓より捨てている。数日で段ボール一杯捨てていた。注意すると自分ではないとしきりに弁解し，子どものような態度であった。臥褥に導入したが全く守れず，シーツのシミを切り取り穴だらけにし，タオルやシャツのシミが気になると窓から捨てる。臥床していると天井のシミが気になりそれまで取り除こうとする状態であった。起床後，担当看護師と一緒に行動させた。掃除，洗濯，菓子箱作りなど作業1カ月目頃より，看護師と一緒に行動する時は，強迫行為は消失していった。その後，ナースステーションから見える範囲では強迫行為は減少していった。「看護婦さんがいるところでは安心して行動できる」という。しかし，ナースステーションから見えない便所や洗濯場に1人で行くとシミなど気になり強迫行為が強く出現していた。

治療3カ月目：病棟の配膳も手伝っていたが，看護助手が病気で休んだため自分の責任として生き生きと動き出した。役割と責任をもって行動するようになって病棟内の生活では，強迫行為は全く消失していった。

治療4カ月目：病棟外の仕事を看護師と一緒にする時は問題ないが，1人で行くと強迫行為（空き缶など気になるものを見えないところに捨てる）が出現していた。「病棟に帰ってくると安心する」という。このため，病棟全体のメッセンジャーの役割を看護部の助手と共同作業として生活範囲を拡大していった。

治療10カ月目：病院内では問題なく生活できるようになり，職親の工場に勤める。最初，職場で時々強迫行為が出現していたが，訪問して支持した。順調に経過し13カ月で退院し，就職し適応している。

小括：原法の森田療法では治療対象にはならなかったであろう。治療過程は，母親との分離不安を克服しながら自立してゆく成長過程と類似しており，役割と責任を持った時依存から自立へ大きく展開している。退院時の心境として「担当医というより親父さんのような気持ち，先生や看護婦さんに甘えたい，甘えられる心境」と日誌に書いている。基本的な安全保障感の障害（サリバン）による強い不全感が根底にある症例である[13]。

2．外来森田療法
(1) 確認強迫行為，唾恐怖症のB──自己完結型

主訴：様々なことが気になり確認繰り返す，唾をのみ込むのが気になる。

生育歴，病歴：同胞3人の長子。父は神経質で，小学生の時から勉強，勉強といわれ，甘えた記憶はない。母は温厚。小さい時から神経質で，中学1年頃には，コンロの火が消えているか気になり触って確認する，鍵を何回も確認する，大便後手洗い止まらず学校に遅刻することもあった。高校1年，Aクリニックを受診し通院する。しかし，さらに，口の中の唾を意識し，口一杯になるのが気になり，飲み込むと腹が膨れて下痢する恐怖も加わり，高校3年時にBクリニックに転院したが治らずクリニックを転々とした。勉強に集中しようと頑張り大学に入学した。これらの症状がありながらも何とかやっていた。大学卒業し大学院に進学した。しかし，様々な事が気になり身動き

できなくなってきたと森田療法を希望して受診する。

性格：神経質，徹底，熱中性

初診時所見：上述したコンロの火，鍵，手洗い，唾以外に，ごみを捨てようとすると何か大切なものかと思い何回も確認，水道の栓を何回も確認，財布からお金を支払うと他のお金を落としたのではないかと周囲を何回も確認，車を運転していて自転車の人や歩行者の横を通って段差か石かガタンと振動すると轢いたのではないかと確認，ついには，警察に出頭しないといけないかと気になる。フルボキサミンはあまり効果ないというが150mgで維持し，日記指導し森田療法の理論の学習と実践を行っていった。

治療経過：「とらわれ」の機制，精神交互作用と思想の矛盾について説明する。誰でも感じる不安を異常視して除こうとすればするほど悪循環に陥る。「とらわれ」を打破するには，感情の法則（感情は放置すれば消失する，除こうと集中すると増幅する，慣れると不感になる）の実践が不可欠であること。気分本位でなく目的本位で登校し論文作成のため研究を進めてゆくよう指導した。最初は理屈で納得し安心しようと何回も何回も聞き返すので，面接時間は15分と制限した。それでも確認しようとする時は次回にすると強制的に面接終了していた。その時，安心してもその後不安になるので，100％安心は不可能だし，不安を抱えながら学校に行くよう指示した。

治療5カ月目：確認不安について友人に聞いてみた。「そう言われると気になるが気にしていない」といわれ，「気になることを気にしている」のがよくわかった。「誰でもある感じを異常視して除こう治そうとしていた。放っておけばよい，開き直った」という。学校に行く。

治療7カ月目：しかし，もし人を轢いたら人殺しだ。確認しにゆくか，昨日のことだしバカバカしいと思うがとらわれる。唾を飲み込み急に下痢になり動けなくなり1週間引きこもった。友人が来てくれて一緒に学校に行き研究し動けた。気になることはそのままにして動けた。

治療8カ月目：論文締切が迫っており，徹夜に近い状態で書き上げ提出，その後発表会と必要なことにまず手を出してやれた。きつかったがこんなにできるとは自分でもびっくりした。生きているなあと思った。薬は服用しなくて良いという。

治療12カ月目：卒業し，研究所に就職決まる。異常視して取り除こうとしていたが，誰にでもあることとして放置して行動できるし流せる。この体験を実践してゆきたいと就職していった。

小括：不安が強く抑制力が一見乏しいように思われるが，経過から見ると森田神経質といえる症例である。友人の支援もあり，「とらわれ」の機制を理解，自覚したことが，「とらわれ」を放置し目的本位の行動に踏み込んでゆく基盤になった。

(2) 社交恐怖症のN——補助治療者としての家族の導入

社交恐怖症のNは，中学2年の授業の時教科書を読まされ，緊張してどもってしまい笑われているのではないかと，気になり始めた。対人緊張が強くなり，いろいろ治療を受けたが改善しなかった。20歳の時，森田療法を希望して受診した。

外来で両親とともに森田療法的な生活指導を行うことにした。対人緊張のことが気になって眠れない，進学や就職などの不安を母親に訴え，1人では眠れないと母親の横に布団を敷いて寝たがった。抗不安薬を与え，症状は不問にし，登校は続けるように指示し，母親には家事手伝いを一緒にするよう指導した。この時期，母親の患者にあたかも幼児に接するような受容的態度を支持した。次第に安定し家事手伝いも続けるようになった。

治療3カ月目：自ら進んで道路工事のアルバイトに出た。この頃より急速に活動的になり，ボーリング，旅行，映画へと出かけた。父親も協力し一緒に自動車の洗車に励んだりした。

治療7カ月目：現場の監督から土方として一人前とほめられて自信がついた，と喜びを素直に述べた。また，対人緊張のことは気になるが，しなければならないことが多くて，それどころではない。とらわれは軽減してきたと語った。その後の経過は順調で，「対人緊張のことはただ気になるなあ，という程度で，次の瞬間には別のこと考えている」という安定した状態になり治療を終了した。大学を卒業して就職し安定した生活を送っている。力動的にみれば，母親への依存が受容され，これを基盤にたくましく自立してゆく過程がうかがえる。

（3）強迫行為の強いC——巻き込み，依存型

主訴：食べ物に針を入れたのではないか，近所に火をつけたのではないか，ティッシュペーパーに何か書いたようで捨てられない，など強迫確認行為を繰り返す。

生育歴，現病歴：同胞4人の末っ子，両親，兄から可愛がられ問題なく成長する。造形短大卒後，広告会社でデザイナーとして働く。車で買い物に行き交通事故にあい，下肢複雑骨折し，跛行傾向になる。このため，不安，抑うつ気分，希死念慮強くなり，A心療内科受診，うつ病，外傷後ストレス症候群と診断され外来治療は厳しかったが，本人，家族の強い希望で通院治療を続ける。薬物療法と臨床心理士によるカウンセリングが行われた。事故について語れるようになったが，自分を責め（あの時買い物に出なければこんなことにならなかったなど），周囲が敵に見え安心感がなく外出できない状態続く。このころから強迫行為が出現し，家族を巻き込んでいった。「買い物中パンに針を入れたのではないか」など家族に何回も確認させすべて買い上げるような状態続き，家族が耐えられなくなる。精神科病院に転院し入院したが耐えられず退院して受診する。

初診時所見：外出した時何か人にするのではないかと思い怖いと知人に言った。人に何かしてやろうと思うからよ，普通はそんなこと考えないと言われた。別の自分が自分に指示しているのだ，自分は悪い人間だと思うようになった。放火や針混入事件のニュースを見てから自分ではないかと不安になり，警察に電話しなければと思う。手のひらから針が出てきて握っている感じがする。その後，気になることが広がり，家族に何回確認しても安心が得られない。フルボキサミン200mg服用していたが効果なし。家族も振り回され疲弊した状況であったが，本人も家族も外来治療を希望する。

治療方針：①行動療法的に不安階層表とセルフモニター表を作成する。②森田療法の感情の法則について本人も家族も徹底して理解を深める。③母親に補助治療者になってもらって家で実践してゆく。④不安を抱えながらも日常生活ができるようにする。

治療1週目：細かく不安階層表を作ってくる。まず不安の低い10〜40点の，トイレの水を自分で流す（10），見てもらいながら皿洗い（10），部屋に

引きこもらない（30），トイレに1人で行く（30），冷蔵庫を1人で開ける（40），など実践する。薬はフルボキサミン150mg，ブロマゼパム15mgに調整。

治療3カ月目：トイレ，風呂に1人で行けるようになり，家の中では針が気になることが薄らぎ物に触れるようになる。しかし，紙に何か書いたのではないかと思い捨てられない。こだわり強いため，紙に関して不安階層表を作る。これらにも挑戦する。

治療5カ月目：家の中では針は出なくなり料理作る。外出ではやはり針が気になる。やりたいことがあれば，不安でもやってみようと促す。母，夫婦でよく外出できるようになり実家まで車で行けるようになる。母同伴で衣服など買い物できるようになるが，針が気になり食べ物を手に取って買うことができない。編み物を始める。母同伴でスーパーで食料品を手に取って買う。1個，2個と増やしてゆく。食料品を買えるようになる。かなり安定してきた。

治療10カ月目：家での日常生活はほぼ問題なくできるようになる。しかし，1人での外出ができない。外出の不安階層表を作り実践開始する。

治療12カ月目：1人で留守番，犬の散歩，買い物に行けるようになる。その後，中国語会話教室とやりたいことができるようになり生活を充実させていった。

小括：周囲を巻き込む依存型であり，内省力，強迫行為への抑制力は乏しい状態であった。事故をめぐって家族との葛藤があり力動的な視点からカウンセリングがなされていたが強迫行為には効果は見られなかった。問題行動のターゲットを細かく絞って治療の枠組みを明確に設定する行動療法の技法を併用することによって，患者も補助治療者も不安が軽減して実践できる。生活が広がるとともに，森田療法の感情の法則と目的本位の生活を強調し，不安と欲望は表裏の関係であり不安でもやりたいことに手を出してやると不安は放置され流れて忘れ，この反面やり遂げた達成感を体験することを評価する。より良い生活をしてゆく方向性を患者に問いかけ一歩一歩実践してゆくことにより森田療法的な治療が展開する。

IV 依存から自立へ

　神経質症は,「かくあるべし」という社会的規範へのとらわれである。その代表が社交恐怖症（対人恐怖症）であり,「恥の病理」であり, 力動的にみれば二者関係より三者関係での青年期の問題であった。内省力も治療意欲もあり自己完結的であった。このため集団生活への適応は困難ではなく, 依存的側面が表面化することも少なかった。依存的側面について森田は「まかせる」という言葉をつかっている [6, 11]。母親にまかせる, 森田の療法にまかせる, 親鸞は法然上人にまかせる, 釈迦は諸行無常という自然の法則にまかせるなどについて形外会で述べている。「まかせる」の原点は, 母親に「甘える」「依存する」体験である。「かくあるべし」という「知」を「作業」という感覚・運動によって破壊し,「治療の場」と一体となる。この一体化の体験が「まかせる」体験につながってゆく。しかし, 今日の思春期, 青年期の「かくあるべし」は, Mのように「母親の期待に答えたい, よい子でなければならない」という情緒的な規範の萌芽へのとらわれである。父親の存在が希薄化した閉鎖的な母子の二者関係での嫌われるのではないか, 見捨てられるのではないかという「怯えの病理」のようである [15]。このため, 治療関係の中で依存的側面を重視しながら自立させてゆく方向が必要といえる。強迫行為を伴う症例は成人例でも安心感を保障する側面が基本的に重要になる。「一体化」と「分離化」が同時進行的に進んでいると考えられる [10, 11]。

　依存的側面を意識し受容しつつ自立してゆく方向に働きかけてゆくには, 核家族的治療構造という家庭療法の原点に立ち戻ってみる必要がある。外来治療では森田療法的家族療法が考えられる。特に母親を補助治療者として患者を受容しつつ, 一緒に作業をすることによって効果をあげることができる [3]。家庭療法的視点から見ると, 森田療法は, 依存から自立へ, 二者関係から三者関係へという発達の過程を促進してゆく個人療法でも集団療法でもない独特な家族的治療構造を基本に持っているとみるべきと思われる [14]。

おわりに

　森田療法の家族療法的な視点から依存と自立について述べた。依存体験や一体化体験は，母親との二者関係から父母との三者関係，さらに仲間関係の中で展開し，この反面，役割や責任などを通して自主性が展開し，相矛盾する依存と自立の統合止揚が繰り返されてゆく。自己否定から「あるがまま」の自己受容，自己肯定への逆転のストーリーは，治療関係と治療構造の中で受容され，「今，ここ」の目的行為による「とらわれ」を忘れるという一体化体験・没我体験によって，自己否定と自己肯定を弁証法的に統合止揚し続けることによって展開される。この過程は，ストレングス，リカバリーモデルに通じており，障害論そのものに通底している。障害を「あるがまま」に受容し，肯定的に実存的に生きてゆく人間学的治療論でもある。我執を捨て，「あるがまま」の自然な自分であることが，「今，ここ」を重視し，よりよく生きようという前向きで最もしなやかな心の持ち方であろう。これをいかに展開してゆくか，その1つの治療論と技法が森田療法である。

文献

[1] 池田数好：森田療法と日本人——精神の上部構造をめぐって——．臨床精神医学, 14；1037-1044, 1985.
[2] 岩田真理：森田正馬が語る森田療法．白楊社, 2003.
[3] 黒木俊秀：社会恐怖の治療——森田療法．精神科治療学, 18；317-322, 2003.
[4] 森田正馬：神経質及神経衰弱症の療法．森田正馬全集第1巻，白楊社, 1972.
[5] 森田正馬：神経質ノ本態及療法．森田正馬全集第2巻, 413, 白楊社, 1974.
[6] 森田正馬：形外会．森田正馬全集第5巻, 496, 612, 白楊社, 1975.
[7] 森田正馬：久亥の思い出．森田正馬全集第7巻, 751, 白楊社, 1975.
[8] 森田正馬生誕百年記念事業会：形外先生言行録．白楊社, 1975.
[9] 野村章恒：森田正馬伝．白楊社, 1974.
[10] 出原孝：不問と依存について．（内村英幸編）森田療法を超えて, 114-127, 金剛出版, 1992.
[11] 内村英幸：森田療法の展開．森田療法学会雑誌, 2；67-71, 1991.
[12] 内村英幸：とらわれの病理．（内村英幸編）森田療法を超えて, 48-65, 金剛出版, 1992.
[13] 内村英幸：家族的治療構造，身体と家族．（内村英幸編）森田療法を超えて, 31-47, 269-291, 金剛出版, 1992.
[14] 内村英幸：ネオ森田療法——新しい一つの道——．臨床精神医学, 24；27-32, 1995.

[15] 内村英幸：対人恐怖と森田療法．日本森田療法学会雑誌, 12；52-54, 2001.
[16] 内村英幸：家庭療法の視点から．日本森田療法学会雑誌, 15；49-51, 2004.

第2章

家族的治療構造をもつ
森田療法的ショートケア

はじめに

　森田療法は入院治療から外来治療へとその可能性を拡大している [1-4]。精神科デイケアのプログラムで心理教育的な森田療法アプローチを実施した山田は、「再発防止や社会復帰を支援すること、これが精神科デイケアの主たる存在意義であった。片や、森田療法は神経症圏がその主な治療対象であって、その目標は症状の緩和もさることながら、その人固有の本来的で発展的な生き方の発見や実現と言うべきものである。デイケア（およびその延長としての実践的な作業所）と森田療法の適切な並列運用は、将来に向けて発展的な可能性を秘めているのではないだろうか」と述べている [10]。

　当クリニックでは、家族を補助治療者にして外来森田療法に積極的に取り組んでいる。しかし、とりわけ引きこもりの状態を呈する患者など、症状にとらわれず外出することが可能になり生活圏の拡大はみせるものの、対人関係の拡がりという意味では行き詰まりをみせ、社会参加を困難とさせているケースも少なくない。そこで当クリニックでは、外来森田療法の過程で仲間関係を形成することの必要性を感じ、精神科ショートケアのプログラムでグループ活動を試み、家族的治療の場をもつ森田療法的ショートケアに発展させていった。その初期の過程を述べたい。

I　グループの概要

　グループの立ち上げは，医師の診療過程における前述のニーズをうけて，医師と作業療法士であった筆者（以下，セラピストと記す）が協同して行った。医師は実際のグループ運営には直接的には携わらず，従前通り，森田療法と薬物療法，および家族療法を行っていく。グループの運営に関してはセラピストが携わり，実際的な社会的場面での指導と，森田療法的カウンセリングを行っていった。

　当初は毎月第2，第4土曜日の午後に実施していたが，現在ではメンバーの希望もあり，毎週実施している。グループ立ち上げ当初は3〜4名程度のグループであったが，現在では毎回十数名のメンバーが集まる集団になっている。

1．グループの形態

　クローズド・グループで，参加者数は現在までほぼ10名平均で推移している。Yalomらは，「標準的で対人的に方向づけられた相互作用グループの理想的な大きさは，7〜8人のメンバーで，10人は超えない。あまりに少人数では，対人相互作用に欠くことのできない集団を備えることは不可能であろう。異なった見方を広く合意的に基づいて正当化する，十分な機会を持てなくなり，患者は他の患者たちよりむしろ，セラピスト1人だけと相互作用をするようになるであろう。2〜3人の患者とだけでグループを導こうとすると，新しい事業をてがけるようなフラストレーションを味わう。10人以上のグループになった時，十分実りある相互作用があるであろうが，幾人かのメンバーが取り残される可能性がある」，「メンバーが互いに体験を分かち合える最適なグループの大きさは，最低4〜5人から最高12人までである」，と述べている[9]が，それはセラピスト自身も感ずるところである。

　メンバーが10名を越す現在，集団から取り残されがちなメンバー，必然的に形成されるサブグループへの関わりは必須で，臨床心理士や看護師など他のスタッフに参加してもらい，支えてもらっている。セラピストと各スタッフとで事前にその日の役割分担を話し合うことによって，このようなメンバーやサブグループへの関わりも可能となり，治療的質を保つことができている。

メンバーの年齢は10代後半から20代。男女比はほぼ8：2で男性が多く，神経症圏内の患者がほとんどである。特徴的なのは，全国的にも有名な難関高校，難関大学を中途退学した患者が多いことと，引きこもり傾向にある患者が多いことである。

導入に関しては，主治医の森田療法に基づいた指導後にグループに参加する形をとっており，その主治医からの指導を実践する場になっている。グループでの活動は当初銀細工，オーブン陶芸，ビーズ細工他の創作活動や，カードゲーム他の遊びの活動などを用いたが，グループの成長とメンバーのニーズの変化に従い，ジョブカフェの見学，作業所の見学，メンバー自身による得意分野の講義など，現在はより幅をもたせている。また，活動の終了後には毎回メンバー全員と個別のフォロー面接を行っている。

2．フォロー面接

面接は1人につき10分程度の時間をとり，1対1でクリニック内にあるカウンセリングルーム（9㎡ほどの広さ）において実施している。当初フォロー面接の主眼点は，メンバー個々人に「自分はスタッフに十分注目してもらっている」という感覚を持ってもらうことだった。集団での活動のみではそういう感覚を持ってもらうのに不十分であると感じたのである。しかし，グループ，およびメンバー個々人が成長していく中で，面接の場が果たす役割も変化していった。平成18年4月より制度化され，会費制から精神科ショートケアに移行し現在に至っている。

森田療法の文脈で外来での集団療法を行う試みはこれまでも報告されている[1,5,10]が，①「遊び」の要素を利用し重視していること，②仲間関係の構築に主眼点をおいていること，③社会参加への具体的フォローに活動が及んでいること，④ショートケア活動という形態をとっていることが，特徴点と考えている。

II グループの変化

　グループの変化に関して，セラピストがメンバーに期待し，働きかけた課題の変化に沿って以下に述べる。

1．第1段階：グループの場に来ること

　メンバー各々が引きこもり傾向にあることから，まずは，とにかくショートケアの「森田の会」が行われている時間に，クリニックに来ることを第1の課題とした。「森田の会」に来たメンバーには，グループに参加することの意義，目的をどう感じるかとこちらから質問することにしている。そうやって来ることの意義の言語化を促して個々人にその意義を意識づけると同時に，セラピストと共有している。メンバーは皆，「このまま家にいるだけじゃどうにもならないから」，「友達がほしいから」など，それぞれにグループの場に来ることの意義，目的を話してくれる。そこで，「この場に来たことは，とても大きな一歩を踏み出したことである」と評価し，参加の継続を促した。

2．第2段階：作業をしながらグループの場にいること

(1) 前半期：何もしゃべらなくてよい

　参加したほとんどのメンバーが訴えることは，グループの場で「何を話せばいいのかわからない」「どう振るまえばいいのかわからない」ということである。セラピストがグループ立ち上げ当初，苦心しながらも，銀細工，オーブン陶芸，ビーズ細工他，毎回手を変え品を変え，活動内容を創作活動に徹したのは，引きこもり傾向のあるメンバーにとって大きなストレス要因となるであろう，対人ストレスをできる限り軽減するためであった。何らかの作業課題を与え，その作業課題に没入させることで，集団を構成する上で当然おこるであろう，「何か話さなければ……」「何か気の利いたことしなければ……」という観念から解放される場を与えることになる。

　セラピストは，

　　①とにかく何もしゃべる必要はないこと

②与えられた作業を行えばいいこと

③場を作るのはセラピストに任せればいいこと

を強調して伝え，参加時のメンバーの行動基準を明確にした。そして，1回目より2回目，2回目より3回目と参加を継続する中で，少しずつでも楽に参加できるようになっていることをメンバー自身の口から確認し，客観的に見てもそうであることを伝えた。さらに，これからも徐々に楽に参加できるであろうことを伝えて今後の見通しを与えた。

(2) 後半期：メンバー間の交流欲求の兆し

この第2段階の後半になると，その日の最後に行っている各人のフォロー面接が終わってからもメンバーがなかなか帰ろうとしない様子が度々見られた。これは，セラピストからグループ内で行う課題が規定されている（しゃべらなくていい，作業をすればいい，場はセラピストが作る）中，「他のメンバーと交流したい」と，その規定された枠を超えたいという欲求の現れと感じられた。

3. 第3段階：メンバー同士で会話をすること

(1) メンバー間の交流を促す作業課題

第2段階の後半に見られた，メンバーのなかなか帰ろうとしない様子もあり，少しずつメンバー同士の会話を促していった。しかし，会話を個々人の課題としてメンバーに認識させると，逆に凝り固まってしまうことは容易に想像できたため，依然，しゃべらなくてもいいことは保障しながらも，トランプ，ボードゲーム，セラピストが考えたオリジナルのゲームその他，ゲームを積極的に取り入れて，作業課題にコミュニケーションの要素を加えていった。セラピストはユーモアを持ってとにかく盛り上げ役に徹し，依然として場を作る責任を負う立場であることはメンバーに伝えていき，作業課題がゲームになろうが場に与えられた作業課題に徹すればよしとした。

（2）メンバー対セラピストの交流が前景

この頃になると，セラピストとメンバー個々人の関係はとれてきており，グループ活動中も参加したメンバー個々人対セラピストでの言語的コミュニケーションはその自然さを増していた。その言語的コミュニケーションのベクトルは，ほとんどがセラピストに向けられており，他のメンバーには向かわない。しかし，メンバーがセラピストに話しかけるそのひと言ひと言は，形の上ではセラピストに向けられてはいるものの，実は他のメンバーとの交流の糸口をつかみたいという思いが含まれているものと理解できるものだった。それは，視線や口調など主に非言語的な部分から判断されるものではあったが，例えば，セラピストに対して「昨日のサッカー観ましたか」「昨日はホークス負けましたね」など，提示される話題は他メンバーとも共有しやすい話題が多かったことは非常に印象に残っている。他愛のないひと言であってもメンバーの発言は大事に取り扱い，発言を極力その場全体の話題に転換するよう努めた。そうする中で，フォロー面接の中で「相変わらず緊張はするものの楽しかった」という声も聞かれだすようになった。セラピストは継続して参加できていることとともに，引きこもりがちな生活をしていた状況から抜け出し，緊張しながらも集団の中で楽しめる瞬間を体験できたことを評価し，個々人にその変化を意識化させていった。

（3）メンバー間の交流への広がり

言語的コミュニケーションは徐々にメンバー間でも行われるようになった。フォロー面接終了後，皆で居残り，自発的な相互のコミュニケーションがみられるようになり，居残ってメンバー同士が自然と会話をするようになった。会話の内容は，病気や家族関係の悩みについてが多かったようだ。「多かったようだ」という記述をしたが，セラピストは基本的にはあまりこの活動終了後の会話の輪の中には入らないようにしていた。

4．第4段階：メンバー同士がグループ外で交流すること

治療者によって守られた場での交流から，より実際的な仲間作りへと課題は発展する。

メンバー同士のグループ外での交流へ向け，クリニック内での活動から抜け出して，カラオケに外出したり，プライベート感を演出して活動日以外にボウリングやビリヤードに誘ったりして，「森田の会」以外の枠でメンバーと活動を行った。このことは仲間関係の希薄なメンバーに，一般の若者が行う仲間集団の遊びを体験してもらい，遊びのモデルを示すことになる。第1に楽しかった体験となるように，やはりセラピストは盛り上げ役に徹し，場の雰囲気作りに専心した。そうする中でメンバー同士誘いあって再度ビリヤードに行ったとの報告が聞かれるようになったが，以後，海水浴，ロッククライミング，温泉旅行他，現在まで「森田の会」以外でセラピストも驚くような自発的な集団活動が行われるようになっている。

この時期から，一部メンバーからフォロー面接の中でこれからの進路が話題となりはじめる。また，活動終了後の自発的コミュニケーションの場の話題は，徐々に自身の夢や，それに向かって考え，実際に動いていること，動く中で得た情報の提供，情報交換などに発展していった。

5．第5段階：個人レベルで社会参加を模索すること

こういった流れの中で，専門学校に入学するメンバーが現れ，メンバー同士の刺激が生まれ，それぞれが個人レベルでの社会参加を考えるようになっていく。それに呼応する形でジョブカフェの見学，作業所の見学，求人情報誌を広げての雑談などを会の中で実施した。作業所を利用したりアルバイトを経験したりするメンバーも現れ，現在ではフォロー面接でもそれぞれの社会参加および，アルバイトなど社会活動の中でぶつかった問題などがテーマになっており，メンバー各人が社会参加を模索している。

Ⅲ　諸問題の検討

1．森田療法的視点から

(1)「何もしゃべらなくてよい」という保証

今回の取り組みを森田療法的な文脈で検討してみたい。「Ⅱ．グループの変化」における第2段階（作業をしながらグループの場にいること）で，セラ

ピストは「①とにかく何もしゃべる必要はないこと，②与えられた作業を行えばいいこと，③場を作るのはセラピストに任せればいいこと」を強調して伝えた。この行動基準は特に第3段階（メンバー同士の会話の促し）までは徹底してメンバーに伝えられている。

　何もしゃべらなくてもいいこと，場にいながらも，場をつくる義務が免除されることは，引きこもり傾向にあるメンバーが，集団内に身を置く際に当然感じるであろう不安や緊張，そして，「何か話さなければ……」「何か気の利いたことしなければ……」といった焦りを軽減させるメッセージである。メンバーは繰り返されるこのメッセージによって，余計な「はからい」の行動から逃れられ，「はからい」をしないことによって，課題とされる「作業をしながらグループの場にいること」という与えられた命題にかなった，目的本位の行動がより楽に達成できることを経験する。

(2) かかわりたい欲求の発露

　余計な「はからい」をしなくてよくなった患者は，他のメンバーと「少しでも話がしたい」，「友達になりたい」といった自然な欲望を，自然なうちに発揮していく。これは，第2段階（作業をしながらグループの場にいること）後半の，その日の最後に行っている各人のフォロー面接が終わってからもメンバーがなかなか帰ろうとしない様子からうかがわれる。さらに依然としてしゃべらなくてもいいことが保障され，場を作る責任はセラピストが負うことが宣言されている第3段階（メンバー同士の会話の促し）において，他のメンバーとの交流の糸口をつかみたいという思いが表れた言動からも如実に見て取れる。この動きには，入院森田療法における「臥褥期後半に退屈を感じはじめ，その退屈感を利用して自発性を発揮させる軽作業期へ移行する」[6]という治療的意義と同様の意義が含まれているものと理解できる。

(3) 作業課題に没頭，没我

　また，「森田の会」では第2段階（作業をしながらグループの場にいること），第3段階（メンバー同士の会話の促し），第4段階（メンバー同士のグループ外での交流へ向けた促し）と課題は変わっていっても，そこには没入

することができる作業課題が存在した。それは，銀細工，オーブン陶芸，ビーズ細工他の創作的活動であったり，トランプ，ボードゲーム，セラピストが考えたオリジナルのゲーム他のゲーム的な活動であったり，カラオケ，ボウリング，ビリヤードなどのクリニック外の活動であったり，その時々の課題の変化に従って種目も変化してはいる。しかし，与えられた作業課題に没頭することで，不安，緊張，焦り他，「はからい」の行動を誘発する感情が流れていくことを体験させるという点ではどれも共通している。主治医との診察の中で自身の症状について，活動中に「時々臭いが気になるけれども話していたら忘れる」，ボウリングに出かけた際に「人の集まるところには抵抗があるけれど，熱中していたら忘れる」と話していたが，こういった体験を与えることはきわめて森田療法的なことである。

(4) フォロー面接：症状不問，生活行動重視

　フォロー面接はグループ立ち上げ当初は，集団活動のみでは不十分な，「自分はスタッフに十分注目してもらっている」という感覚を持ってもらうことが第1の目的であったが，徐々に森田療法的な色彩を濃くしていく。それは，不安でもやりたいことを実践していく目的本位の態度を身につけていくことであった。第3段階（メンバー同士で会話をすること），第4段階（メンバー同士グループ外で交流すること），第5段階（個人レベルで社会参加を模索すること）辺りになると，メンバー間での振舞いや対人関係，アルバイトの情報の集め方，希望するアルバイト先への問い合わせの仕方，採用面接の受け方，アルバイト先での振舞いや対人関係，恋愛に関する相談などが話題として採り上げられた。

　セラピストが作業療法士であって，メンバーが主治医とセラピストとで話題を使い分けていたこともあるとは感じるが，メンバーから症状について話すことはほとんどなかったし，セラピスト自身も症状や感情について面接の中ではあえて不問にして焦点をあてることはほとんどなかった。面接での話題はこのような現実の「生活場面」での「行動」に比重が置かれていたのである。

（5）セラピストとメンバーの距離

　セラピストはグループメンバー同士の関わりが増していく中で，それを推進するために少しずつ身を引いていき，治療の場に任せる部分を増やしていくよう意識した。セラピスト個人への依存を徐々に切っていくこの姿勢も森田療法的な治療態度と言えるであろう。この点に関しては，次に「依存と自立」という視点で詳しく考察してみたい。

2. 依存と自立という視点から

（1）依存的信頼関係

　内村は現代の神経症者について，「典型的な森田の神経質といわれる完全主義的理想的自己と現実の自己との葛藤という両義的自己に悩み，自己完結的に森田療法を実践していく人に接することは多くなく，より自我の未熟な情緒耐性の低い神経症の人に接することが多いのが現状」であり，「依存と自立というもっと基本的に矛盾した両義的自我をめぐる葛藤が主な課題」であると示唆し，「依存と自立をたくみに止揚してゆく過程」に情緒耐性の低い，自我の未熟な思春期，青年期の境界例に近い症例の治療への森田療法の新しい道があると述べている[7, 8]。セラピストが「森田の会」で行っていることは，「仲間作り」，さらに「社会参加」を目標に据え，情緒的耐性が低く不安を抱える力の弱い今の神経症患者に対し，この「依存と自立」の過程を繰り返す中で，より高次の社会的課題の達成を模索していることだと考える。

　グループの変化について第1段階から第5段階に分けて前述したが，第1段階と第2段階の前半の段階は，まず，依存関係の構築の時期だったと考える。依存関係の構築のために，セラピストはメンバーにとって，“自分を認めてくれる者”，“自分を守ってくれる者”，“安心感を与えてくれる者”であろうと努めた。そのために，セラピストはメンバーに，「グループに来るだけでよい」そして「作業をするだけでよい（対人コミュニケーションからの解放の場の保障）」と行動基準を明確にして，目的本位の行動をとりやすくした。セラピストはあくまでも受容的に接し，その時点でできていることを確実にほめて意識させることを継続していったのだが，そんな中で治療者とメンバー間の依存関係は育っていったのだと考える。

(2) 自立の萌芽

　はじめてメンバーがセラピストから自立する動きを感じとったのは，第2段階の後半，フォロー面接が終わってからもメンバーがなかなか帰ろうとせず，メンバー同士，自発的にコミュニケーションを図ろうと，その機会と方法を模索する様子を見た時だった。そこで第3段階として活動内容にゲームを取り入れて，活動にコミュニケーションの要素を加味したのだが，それからメンバー間のコミュニケーションは増していく。

　なお，セラピストはこの活動終了後の居残りの場には基本的に顔を出していない。この動きを治療者からの自立の萌芽とみなしたからであるのだが，フォロー面接の中では個別に，「この前は残って話していたね」と自発的な行動を評価し，また，フォロー面接の中で上がる個別の相談事に関して，「みんなにも聞いてごらん」と遠隔的に居残りの場を治療者からの自立へ向けた治療的な場として利用していった。

(3) 依存と自立の止揚

　グループの目的，課題が「第4段階：メンバー同士グループ外で交流すること」，「第5段階：個人レベルで社会参加を模索すること」とより高次に変化していくが，この自立への萌芽を機に，機を見計らって段階的に「依存と自立をたくみに止揚してゆく」ことがセラピストにとっての大きな課題となる。第4段階においては，まずセラピストが中心になって一緒に外で楽しく遊ぶ体験を積み，それが自発的に行われる呼び水とした。また第5段階では，セラピストが中心となって社会資源を見学したり，一緒にアルバイト情報誌をひろげてみたりしながら，ともに行動した後，次なる具体的な動きを示してチャレンジを促した。どの段階においても，セラピストは安心できる依存対象としての立場を不動のものとするよう心がけながら，メンバーのより高次の社会参加への母港として存在し，仲間作りやアルバイトを経験するという自立へ促していった。

　引きこもりの事例に関しても，参加当初は作業の輪の中には入ることができなかったが，セラピストとの関係を段階的社会参加への母港と位置づけ，まずはグループの中へ，そしてグループ外へと段階的な自立を繰り返していっ

た。欠席者が多い日に心配して，「グループを潰さないで下さい」と訴えたり，何らかの成功体験があった折には「ここのおかげで○○できました」と度々話してくれたりしたのだが，その言葉を「依存と自立の繰り返し」がうまく機能したことの現れと受け止めている。

3. 凝集性について

　グループという治療構造を用いることによって，そこに生まれる仲間意識と，他のメンバーからの刺激という要素が，メンバー個々人の成長を促進するのに大きく寄与したことは見逃せない。これまで表立ったトラブルがおこらず，他のメンバーの社会参加などの動きが，今のところ，おおむね悪質なあせりに結びつかず，良質な刺激として作用していることには治療者自身も驚いている。フォロー面接はその日の活動メニューが一通り終わった後，1人1人別個に行っている。したがって，先にフォロー面接が終わったメンバーはさっさと帰宅することができるのだが，ほとんどのメンバーが全員のフォロー面接が終わるまで帰らずに待っている。

　また，新たにアルバイトを始めようと思い立ったメンバーが，1人ではなかなか動けないメンバーを気遣って，「○○君も一緒にアルバイトに誘ってみようと思うんですけど」と相談をもちかけてきたり，メンバーの実兄の会社の，条件のいいアルバイトを他のメンバーに自ら紹介したりという動きもある。

　さらに，ドロップ・アウトしたメンバー（後述する）にも，「森田の会」以外で継続した関わりを持ち，グループ外の自主的な活動に誘ったりしているという話を聞くこともあった。

　この，一定のグループの凝集性を達成できた要因として

　　①メンバーが年齢，疾患，社会的な状況といった面で似通っていること
　　②「森田の会」の時間と場所において，治療者の存在感を前面に出すことで，そこに自然と秩序と統制が生まれたこと
　　③グループで，しかも一貫して快を追及する「遊び」の要素を必ず活動に盛り込んだこと

が関係していると考える。

とりわけ③の要因によって,「森田の会」が皆で快を共有する場になり得たという点は凝集性を高める上ですぐれて影響しているのではないだろうか。

4. ドロップ・アウトについて

何をもってドロップ・アウトと定義するかは難しいが,初回の見学のみで来なくなった患者も含め,3年目に入って5名に満たない数である。セラピストがグループ立ち上げ当初に憂慮していたほどではないが,やはりドロップ・アウトするメンバーは出てくる。

1件はトランプの罰ゲームで恥ずかしい思いをして,それ以来来ることができなくなるケースであり,今でも思い出すと後悔の念に堪えない。

残りの多くは初回の見学のみで来なくなった患者である。グループの凝集性が高まってきた後に導入,見学し,場になじんだメンバーを見て「自分とはレベルが違う」「普通の人たちですね」と参加に至らないケースである。そういったケースを経験し,参加時のオリエンテーションの重要性を痛感している。以降,オリエンテーションは,

①グループの目的
②参加することでもたらされるであろう対象者に対する利益
③グループの場でどう過ごせばいいか（行動基準を与える）
④既存メンバーのこれまでの変化を伝える（見通しを立てる）
について丁寧に行い,そして,
⑤見学後に自分にとってどういう利益がもたらされそうか言語化してもらうようにしている。

まとめ

本稿において,引きこもり事例に対するショートケア活動の概要と治療効果の高いことを示し,それが充分に森田療法の文脈で理解できることを示した。「1日3時間程度」と規定されるショートケアという枠組みは,神経症一般

に，とりわけ社会的引きこもり傾向にある者に対して，心的侵襲が少なく，間延びした感じを与えにくいという点で非常に導入しやすく，また，その利用の仕方によって治療的効果も優れたものを持っている。そのショートケアという新しい治療的枠組みの中でも，森田療法理論は非常に有効に機能したという点で，森田療法の普遍性とさらなる発展の可能性を示唆することができたと自負している。本稿は引きこもり事例に対するショートケア活動の報告であるが，同時に，対象に関してより広く応用できる可能性も秘めている。今回の具体的な実践は，次章を参照されたい。看護師や臨床心理士ら他のスタッフの役割については触れなかったが，男性メンバーの多いこのグループでは，兄貴分のセラピストの背後でメンバーを支えていた。他方，児童思春期事例では，主治医の認知行動療法・マインドフルネス・弁証法的行動療法的治療と並行しながら看護師が母親的役割で依存関係をきずきながら森田療法的ショートケアに導入してゆく事例も少なくない。これらの実践は，特に第8章を参照されたい。

文献

[1] 比嘉千賀，原田憲明：外来森田療法Ⅴ（クリニックのシステムとして）．北西憲二，中村敬編著：心理療法プリマーズ「森田療法」．ミネルヴァ書房，京都，337-355, 2005.

[2] 市川光洋：外来森田療法――クリニックの立場から――（第23回日本森田療法学会シンポジウムⅢ）．日本森田療法学会雑誌，17；49-52, 2006.

[3] 久保田幹子：外来森田療法――臨床心理の立場から――．（第23回日本森田療法学会シンポジウムⅢ），日本森田療法学会雑誌，17；53-58, 2006.

[4] 黒木俊秀：外来治療における森田療法の発展――大学病院における経験――．（第23回日本森田療法学会シンポジウムⅢ）．日本森田療法学会雑誌，17；45-48, 2006.

[5] 高橋俊郎，藍澤鎮雄：引きこもりの対人恐怖症に対する森田的集団精神療法．森田療法学会雑誌，10；1-12, 1999.

[6] 田代信維：森田療法入門――「生きる」ということ．創元社，大阪，31-35, 2005.

[7] 内村英幸：森田療法の展開．森田療法学会雑誌，2；67-71, 1991.

[8] 内村英幸：ネオ森田療法――1つの新しい道――．臨床精神医学，24；27-32, 1995.

[9] Vinogradov, S and Yalom, ID: Concise Guide to Group Psychotherapy. American Psychiatric Press, Inc., Washington, DC, 1989.（川室優訳：グループサイコセラピー．金剛出版，東京，46-48, 1991）.

[10] 山田秀世：精神科デイケアでの森田療法的アプローチ．日本森田療法学会雑誌，17；135-146, 2006.

第3章

誇大的自己をもつ
社会的引きこもりの社交恐怖症は
森田神経質の現代版か
Kohutの自己愛の病理と家族的治療の場

はじめに

　社会的引きこもりの傾向が強く，社交恐怖症や強迫症をもち自己不全感の強い若者が受診してくる。大学に入学したが授業に興味を失くす，学科の選択に迷う，大学3年の就活で仕事の選択に迷うなどで引きこもる傾向である。仲間や先輩のみでなく，父親や大人との交流も乏しく同一化の対象がいない。他方，父親との関係以前の母親との関係も不安定で，基本的な信頼感や安心感が充分育っていない感じがする。

　他方，本人は他人に不快感を与えており，他人が咳払いをしたり，席を立って出てゆくので間違いないと確信している自己視線恐怖，自己臭恐怖症や醜形恐怖症（確信型対人恐怖：山下，関係妄想性対人恐怖：笠原）[9] をもつ引きこもりの人が多くなっている。思春期妄想症とも言われるが，受診前の治療では妄想性障害として対応されており，抗精神病薬を服用したが効果なく，理解してもらえなかったという。ICD-10やDSM-IV診断の影響であろう（DSM-5では日本の伝統的な診断が考慮されてきているが，強迫性障害および関連障害群に分類されている）。他者の視線が気になり，過敏すぎることも自覚している平均的対人恐怖と同様，確信型対人恐怖も抗精神病薬よりSSRI特にフルボキサミンが有効である。特に社会的引きこもりの若者達は，誇大的自己を持っていることが少なくなく，森田療法的ショートケアや家族を補助治療者として導入することが有用である。受容と共感をベースにして好きなことから実践してもらい，行動が広がった段階で森田療法を前面にして導

入してゆかないと脱落する。

I　症例I　俳優を夢見る社会的引きこもり

主訴：確認行為が強くなった

生育歴，現病歴：同胞3人の長子，内気で友達少ない。中学2年，誘因なく，鍵，ごみ捨てなど何回か確認することがあったが，生活に支障はなかった。大学へ進学したが，授業に興味がなくなり，確認行為が強くなった。3年留年し退学した。

1．受容と共感の時期

　温厚でひ弱な感じの若者。小さい時から自由がほしかったが，父は命令的にしばりつけ殺してやりたい気持ちで憎い，母は父に従属的という。ここ3年間引きこもっている。ただ，週1回夜モダンダンス教室に行っている。俳優か監督になりたいという。確認行為は浮動的で強い強迫性はなく，強い自己不全感が根底にある。

　3カ月目：仕事は完璧を求めるので，失敗することを考えるとしり込みする。人の評価がひどく気になりバイトもできない。

　6カ月目：最近，確認強迫行為が強く引きこもっている。どう生きてよいかわからないという。SSRIで不安は軽減したが意欲がでない。

2．森田療法的ショートケアに参加──安心感と仲間

　9カ月目：「今，ここ」でできることをしようとショートケアにやっと導入するが，話せない，何してよいかわからないという。別に話さなくてよい，自分のペースでよいとスタッフがサポートし，クリスマスツリーをつくる。ダンス発表会，失敗したらどうしよう，チケット買って売らないといけないという。スタッフが買って支え観に行くことにする。ダンスの基本を見せてというメンバーの前で解説しながら自慢気にステップを軽く披露する。ダンスの発表で生活に張りが出たと吹っ切れたようだ。

　1年目：発表会満員ですごかったと満足げにいう。スタッフが撮ったダン

スのビデオを見ると，うまいと皆から称賛され笑顔がみられる。自分から話すことが多くなる。ダンスの月謝を支払えるぐらいのバイトをしたいと前向きに初めて話す。ショートケアのグループに参加して自信がついてきたし，ダンス教室で自分から少し話しかけられるようになったという。しかし，メンバーが自分のバイトを勧めるが，吐き気がするといって動けない。完璧を求め失敗を極度に恐れる恐怖心が背景にある。停滞している。

3. 父親との関係改善

　3年目：父は，「経済的にきついのでダンスはバイトするようになってから行け」というので，先生と話してくれと云った，と主治医が勧めても拒否していた父母の来院を初めて受け入れた。本人の強迫症状，どう生きてよいかつかめないでいる心境を説明する。「親子間の安心感，信頼感が成長の基盤として大切です。ここでも，本人を受け入れ，安心できる場を提供しています」と話す。父親肯いている。

　4年目：現実的に仕事として，父親が希望している税理士試験を調べたりしているが，具体的な動きはない。家では嫌なトイレ掃除などもやっているときれいになり達成感があるし，確認も1回で流せる，父と少し話せるという。

4. 就労体験——大きな転機

　5年目：以前，皆で見学した若者就労支援センターにやっと行く。当院のメンバーと会う。自己紹介で緊張したが，いざ自分の番になるとそれほど緊張なく，自分でもびっくりするほど喋れて有意義だった。不安でもやってみることだと思った。月1回，ジョブトレーニング受ける。

　6年目：スーパーの物品出し入れ，棚の整理など，初めて10日間の就労体験をする。必死だったが，達成感があった。小さいミスはあった，商品の位置を覚えるのは大変だが，品出しの時おぼえるしかない。客から声をかけられることが多く，わからいなりに対応していたら，これならできると思った。就労体験で意識が変わった。失敗してもいいやと思え，いろいろ聞いていいのだ，迷惑かけると思うがそう思わなくてもよいと，失敗の不安が強かったが楽になった。その後，土器発掘手伝いや神社の祭りのバイトを探してくる。

桟敷席の掃除やチケット受け取りの仕事では，いろいろな人がいて楽しかった。積極的になっている。学芸員や神主の仕事に興味を示し調べている。

5．社会へ踏み出す

7年目：突然，父親が病で倒れる。生活できないので意欲的に仕事探しを始める。就労支援の職業訓練でパソコン教室に行く。半年後，物品管理関連の仕事につき毎日行っている。その後，キャドの資格を取り設計事務所で働いている。自分探しを続け社会に踏み出すのに10年も要した。

小括：森田療法の家族的治療構造を導入したクリニックのショートケアは，誇大な自己を受け入れながら現実の検証を繰り返しながら「あるがまま」の自己受容へと統合止揚してゆく弁証法的治療の場として機能している。

Ⅱ　症例R　スポーツ選手を夢みる若者

主訴：体臭が他人に迷惑かけている。自分の視線が相手を不快にさせている。

生育歴：同胞3人，末子，父は厳しく，母は淡々としているが優しい。元来内向的，発達に異常なし。ひとり遊びが多かった。小学校2回転校，友人を作るのは難しかったが，友人とはゲームなどで遊んでいた。中学ではバスケット部に入部する。

性格：内気で苦労性，完璧主義，几帳面，無口，孤独の方。

現病歴：中学1年の時，廊下ですれ違い，「クサイ」といわれてから体臭が気になり始めた。部活で汗をかき体臭が気になるも我慢していた。高校に進学し自転車通学，しかし，登校中に汗をかくので体臭が気になり不登校。翌年4月（X−4年）通信制高校へ転校し卒業した。X年4月A大学入学。学校に行くと人が密集しているし，汗が気になり3カ月で行けなくなった。Sクリニック受診，ロフラゼプ酸エチル（1mg）0.5錠，リスペリドン（1mg）0.5錠服用したが副作用で中断，ロフラゼプ酸エチルは緊張に効果ある。その後，当院受診。

初診時所見：①汗かくと臭いがでてくるのではないかと緊張，どきどきし

てくる……この状態で人とすれ違うと自分が臭っていると思う……人は逃げるように去る。②人が集まっているところは，緊張して身体が動かなくなる。セキする人がいるとドキッとする。自分で自分のことをクサイとは思ってないが，セキされるので考えすぎではない。③自分の視線が相手に不快になっているのではないか……自転車で走っている時，自分に向かい合っている人が歩いていると，どこを見てよいかわからなくなる。ロフラゼプ酸エチル（1mg）0.5錠，フルボキサミン（25mg）1錠処方する。

1. フルボキサミンの効果とスポーツ自転車での遠出
——父母が補助治療者として支援

　その後，夏に汗をかき通院できず，しかし，薬は希望し父が取りに来ることが多い状態続く。フルボキサミン2錠に増量。

　5カ月目：父が車で連れてくる。家族と一緒だと安心感があるという。薬を飲むと周囲のことがあまり気にならなくなった。外出できる。最近スポーツ自転車を買ってもらって遠くまで出かけるのは楽しみ。汗ばんで店に入る……すれ違う人がセキすると自分のことか……と思う。しかし，薬飲んでから，セキする人は風邪かと少し思えた。フルボキサミン（25mg）3錠に増量する。

　8カ月目：本人受診，薬飲んでいると全然違う。以前「セキ」が聞こえると心臓がビックとして「くさいと思われた」，今は近くでセキされても，少し臭うかと思うが，しょうがないと流せる。家で料理したり，洗濯したり，皿洗いしたりすると，他のことを考えなくて切り替えられるようになると話すと，そうです，そうですと納得して云う。いろんなことを実践しようと話す。フルボキサミン（25mg）4錠へ。その後，母か父のみ受診：眠気が強いため，朝中止し3錠にする。洗濯物を干したり，犬の散歩など世話している。その後も母か父が受診，3錠が良いようだ。バスケットを1人でしたり，DVDを借りに行ったり，自転車で外出している。しかし，外食できないし，自分の部屋で食事とること多い。

2. バスケットプロ選手？

1年目：2カ月ぶりに受診，汗かくと臭うのが抵抗ある。自転車で来た。森田療法の感情の法則（不安は放置していたら消える，不安は相手にすると増幅する，不安は何回も繰り返し直面していると感じなくなる）の話をする。2週後受診，映画館に行き映画観てきた。抵抗あったが，静かで気にならなかった。電車で来た。下向いて乗ってきた。受診できたことを評価。集団の中に入れないし，森田の勉強会はきついと不参加。その後，本人1回受診，汗かいてあまり清潔ではないなあと思って本屋で立ち読み，セキされても，ドキッとするが，まあいいやと思えるようになった。今日は電車で来た。働くしかないという。若者就労支援センターを紹介する。ニコニコし柔らかになる。やりたいことは？　プロのバスケットの試合あるので見に行きたい（バスケットのプロ選手になりたいようだ，1人で練習している）。

3. 臭う日もあっていいか

2年目：外出への抵抗は少なくなり，視線は気にならない。外出し，映画観に月1回行っている。上着来て臭うかなー……セキされるとグサッとくる……それでも聞き流して，逆に近寄ってみたが何もなかった。最近は少し臭うかなあーと思った方が良い。臭ってないと思うと自信がくじかれるので。

2年9カ月目：今日は臭わない。臭う日もあっていいかと思うと楽になった。以前は全く臭ってはいけないと思っていたので。同級生は大学出て働いている，劣等感ある。来年4月よりパティシエ専門学校に興味がある。今まで外食できなかったが，家族とラーメン食べに行く。気になるが流せた（同級生が大学出て働いているのを見て刺激になったようだ）。

3年3カ月目：自転車屋で見ていたら，店員と話した。汗かいて疲れたがカタログもらってきた，バイトはできそうに思う。短期バイト面接に行った。自律神経で病院行っているといったらダメだった。しかし，良い経験になったと前向きに評価している。

4. 夢はサッカー選手だったが，普通でいい

3年6カ月（X＋3年）目：実は，夢はサッカー選手だったが，薄れてきて気が楽になった，普通でいいと思う。新しい自転車来る。4月より専門学校行きたい。病気という必要ないし，「外相整うと，おのずと内相熟す」の話をする。万能感→現実感へ。体験入学4回あるのでやってみる。体験学習に行ってきた。実習は手が震えたがしょうがないと思ったらやれた。感情の法則のコピーを渡し，気分本位から目的本位の生活について話す。

5. 遊ぶ仲間と母親的女性との出会い

3年9カ月目：入学決める。毎日行っている。ロッカールームで着替え，集合場所は変わるので楽。話かけられるが話せる。1つ年上の人がいて仲良くなって，食事をしたり車で家まで送ってもらい楽しかった。嫌なこともあるが楽しい（受け入れられ一緒に遊ぶ仲間を得たことは，成長してゆく上で大きな転機になっている）。目上の女性の人がいて，汗の臭いが気になると話したら，その時はいってやるよといわれよかった（年配の女性から，あるがままの自分が受け入れられ安心したようだ）。汗が気になってもやれる。1日1日やって行こうと話す。その後，久しぶりに母受診，元気に毎日通学している。友人とよく遊んでいる。別人みたい。今は外出してよく動いている。次週，本人受診：友人できて，一緒に遊んだりして楽しくやっている。実習はホテルのレストラン部門になった。何でも勉強と前向きである。

6. 1人旅，1人暮らし，アルバイト，就職

4年目：実習は問題なく終了し，夏休みは1人旅を計画，来月より1人暮らし，近くの店のバイト予定と母親受診。今日は，前期終業式に出ている。

4年6カ月目：夏休みに2泊3日の1人旅を始めてする。ロフラゼプ酸中止。就職面接に行く。大手会社に就職決まる。フルボキサミン漸減し中止する。近くの店で実修兼ねてアルバイトする。治療終了し，3カ月後就職した。臭い気になる時はあるが，流せるし仕事に支障ないという。

小括：ショートケアに参加できず，父母に本人の希望を支援してもらい，森田療法の補助治療者として支援の仕方を話しながら進めた。専門学校での

仲間や支えてくれる人との出会いが本人の成長に大きく貢献している。

Ⅲ　症例W　否定的自己からスター的自己へ変身

主訴：人の目を見て話せない，目を見ると相手に不快を与える。目つき，表情の引きつりなど自分の関心を見透かされるのが怖い。

生育歴，現病歴：同胞4人の末っ子，母は厳しく，甘えを受け入れてくれなかった。父は多忙で不在多く，思い出は薄い。

小学生頃から，自分だけ発言し目立つのは異常ではないかと悩み葛藤を常に抱き続けた。中学で人間不信が高まり，高校からは自分から話しかけることはなくなった。ベストの状態でないと努力しても意味ないという考えに支配されるようになった。次第に，人を睨みつけるような症状に悩むようになっていった。T大学文学部を卒業した。しかし，卒業後仕事せず，3年間親の仕送りで単身生活していた。

1．自己否定から誇大的自己へ

初診時所見：何かやろうという気が出ない。人に嫌われる恐怖のため好かれる自分に改造しようとした。仕事するなら100％スターまで昇りつめたい。人を見返すようなグラフィックアートをつくる野心がある。「完全無欠」を目指した。自分は口が重く孤独で自分を責め自己否定すると逆に人から注目を一身に浴びたい願いが膨らんで，自己否定と誇大的自己が悪循環し，ついに分裂してしまうという。森田正馬の本を読んで感動した。森田療法を実践したいという。単身生活で日常生活は自立しているが，完璧主義のため現実を否認した誇大的な自己をもっており，Kohutの傷つきやすい自己愛的病理を示していた。森田療法についてはよく理解しており，主治医による日記をもちいた個人森田療法指導をベースにショートケアでの集団森田療法を併用していった。

2.「純な心」無垢な自分の直感に委ねる：1〜2カ月目

　引きこもり傾向のある若年層グループ「森田の会」に導入する。自分は"著名な人たち"としかつき合いたくない。周囲のものは"面白くない連中"という思いがあった。この環境に溶け込もうとするほど自分が消えてゆく気がすると葛藤を抱えながらも森田療法を実践していった。物事の認識を変えることが人生を変える力になる。1は行動，2は理屈ではなく感覚だ。今は「純な心」無垢な自分の直感に委ねている。その時の感覚になりきることで分裂状態を回避できるという。

3．誇大感の修正：3カ月〜1年目

　グループ活動で仲間1人1人個性があり，自分と共通点が見つかるとうれしくなる。実力さえ発揮すればいつでも実力世界に入っていけると考えていた。でも現に実力が発揮できないということは頭になかったと，誇大感が修正され始める。最近は自然に学ぶことを心がけている。恥ずかしいとか，傲慢な感じがするとかいうことを，人格上の重大な欠陥と受け止め重大視していた。現在は，押し寄せては引いてゆく感情のごとく，その邪魔な感じを傍観する方針ですと，"あるがままな自分"を受容する態度で生活する。

4．仲間に受け入れられ，矛盾した自己を素直に受容：1年3カ月目

　木彫り細工でできのよさをメンバーから称賛される。自分は見栄っ張りで，目立ちたがり屋，その反面自分は物静かでシャイで自信がもてないと素直に両面を受け入れ感じられるようになった。これもメンバーに受け入れられている気がするからだと思う，と仲間を通して"あるがまま"の自分を受け入れるようになってきた。メンバーの影響でアルバイト募集広告を見て電話し，配送仕分けの短期募集に採用される。休息時間の過ごし方，挨拶をはじめとした対人関係に思い悩みながらも，1カ月間のバイトを終了する。

5．「スター的自己」から「ありふれた自己」へ：1年半〜2年目

　対人恐怖の自分を変えようとするのでなく，自分に不都合な気分だけを直接的に変えようとしたしたことが悪かった。完全無欠の自分を手に入れよう

としていた。捨てるべきなのは「スター気分の自己」であって，代わりに「ありふれた自己」を手に入れるべきだった。努力には辛い側面があるが，確かにやる分だけ見返りがあると日記に述べている。職安に行く。面接受け，倉庫管理の仕事に採用される。

　新たな職場でも対人関係で思い悩むが，スタッフ，メンバーに相談しながら対処してゆく。この仕事は今の自分にとって申し分ないと現実的な"ありふれた"生活に満足するようになる。

6．アルバイトからプログラマーへ：3年～6年目

　アルバイトをはじめて2年目，かなり地に足がついた生活が送れるようになる。このころから，生き方として自分の夢であった得意なコンピューターでのグラフィックアート作成に向けて地道な行動を開始していたが，現在，単純アルバイトからプログラマーとして働いている。

Ⅳ　誇大的自己をもつ社会的引きこもりは森田神経質の現代版か

　Kohutの傷つきやすい自己愛的パーソナリティ構造が，現代の若者のパーソナリティ特性として顕在化している。自己愛性パーソナリティ障害には厚かましい面の皮の厚い（thick skin）タイプと傷つきやすい面の皮の薄い（thin skin）タイプに区別されているが[4]，引きこもりの若者は，後者である。ここで示したように，引きこもり傾向の青年は，誇大的な自己を持っていることが少なくない。Iは俳優，監督になるといっていた[6]。Rは，プロスポーツ選手になると思っていた[8]。Wは，スター的自己に変身していた[5]。父親は仕事人間で不在なこと多く，母親は自分のことで余裕なく甘えを拒否されてきたWは，否定的自己から誇大的自己へ分裂（split）してゆく過程と分裂を回避する対処について，次のように日記に記している。①自分を責めて自己否定すると逆に人から注目を一身に浴びたい願いが膨らんできて，自己否定と誇大的自己が悪循環し，ついに分裂して誇大的「スター的自己」になってしまう。②不快感は「絶対臥褥」のように感じるままにして，何か必要なこ

とに取り組んでいると全く忘れている。「今，ここ」の「純な心」，無垢の直感に委ねて行動する。その時の感覚になりきることで分裂を回避できる。両面を素直に認めないと分裂してしまう。③森田の会のメンバーに自分が受け入れられていると素直にあるがままの自分になれる。誇大的自己と否定的自己の両自己をそのまま抱えながら「今，ここ」を実践すると分裂を回避できるし，森田療法的ショートケアで，スタッフや仲間から受け入れられていることで，「あるがまま」の素直な自分になれて，実践しやすい。森田療法での治療過程でWは自己分裂の過程と自己分裂を回避する対処法を見事に述べている。家族療法的森田療法は，Kohutの傷つきやすい敏感な自己愛の病理と治療論に酷似していると思う。Kohut理論にあてはめると[2-4, 8]，中核自己は3つの主要素で構成され，①「誇大的自己」に相当する「野心の極」で共感的にほめたり注目してくれる心から愛してくれる鏡対象（母親），②理想化された親イマーゴに相当する「理想の極」で力強さを与えてくれる理想的自己対象（父親），③本質的に似ているという安心感を与えてくれる双子的自己対象（分身的自己対象：仲間）であるといえる（図3-1）。

　和田は，Kohutの自己心理学について解説し，他者に共感的に受け入れられるとあるがままの自分を受け入れられるようになるとして，森田療法との共通性を指摘している[8]。北西は，森田療法の治療中にみられる「舞い上がり現象」（万能感）や引きこもり青年の空想の中で人に復讐したり，自分が人生の勝者になる事例を示し，この誇大的自己の修正がKohutの自己愛性パーソナリティ障害の治療に似ていること，Kohutの鏡的自己対象（母親）と理想化可能な自己対象（父親），さらに双子的自己対象（メンバー）を森田療法の治療の場に見出せることを指摘している[1]。

　森田神経質は，かくありたいと望む理想的自己（他の人のように人前では堂々として振る舞えるなど）と現実的自己（緊張しておどおどしてダメ人間など）との葛藤がみられ，森田は「思想の矛盾」と表現していた。青年期の「恥の病理」といわれるごとく，力動的には三者関係の病理であった。ここで示した誇大的自己は，非現実的自己であり，それに向かって公募に応じるなど実践することは全くない幼児期の万能感的自己である。思春期以前の「怯えの病理」といわれるごとく二者関係の問題である。森田の大家族時代から

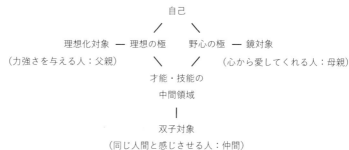

図3-1 Kohutの中核自己（三極性自己）
基本的双極性自己は，「誇大的自己」に相当する野心の極と「理想化された親イマーゴ」に相当する理想の極である。中核的自己は，基本的野心から基本的才能と技術を経て基本的理想へいたる緊張弓をなすことによって，自らを動かしている。①野心の極がダメージを受けると，自己対象から確認‐承認反応を引き出そうと試みる（鏡転移），②理想の極がダメージを受けると，その理想化を受け入れる自己対象を探す（理想化転移），③才能，技能の中間領域がダメージを受けると，安心の体験を与えることができる自己対象を求める（双子あるいは分身転移）。（和田秀樹：〈自己愛の病理〉の構造．講談社選書メチェ，1999を改変）

現代の核家族時代への変遷を考え，家族療法的森田療法の有効性を考えると，誇大的自己をもつ社会的引きこもりの社交恐怖症は森田神経質の現代版に見えてくる。

まとめ

社会的引きこもりの社交恐怖症では，誇大的な自己をもっているケースは少なくない。森田療法の家族構造をもつショートケアや補助治療者にした両親に，誇大的自己が受容と共感をもって受け入れられ，好きなことから一歩一歩実践しながら，生活範囲を広げる中で現実の自己を受け入れてゆく過程を共有しながら一緒に歩んでゆく必要がある。この際，SSRI特にフルボキサミンで「とらわれ」を軽減し，家族的治療の場をもつ森田療法的アプローチは有効である。

文献

[1] 北西憲二：我執の病理——森田療法における「生きること」の探究．白揚社, 2001.

[2] Kohut H: The Analysis of the Self, International University Press, 1971.（水野信義, 笠原嘉訳）自己の分析．みすず書房, 1994.

[3] Kohut H: How Does Analysis Cue? University of Chicago Press, 1984.（本条秀次, 笠原嘉監訳）自己の治癒．みすず書房, 1995.

[4] 丸田俊彦：自己心理学からみた自己愛とその病理．精神療法, 33；273-279, 2007.

[5] 内村英幸, 松尾顕二：森田療法における病態と介入のポイント——特に「純な心」について, 精神療法, 37；287-292, 2011.

[6] 内村英幸：どう生きたらよいかわからない引きこもりの青年——森田の家族的治療の場の有用性．精神療法, 39；251-253, 2013.

[7] 内村英幸：誇大的自己をもつ社会的引きこもりの社交恐怖症の治療——SSRIと森田療法的家族療法の実践——．九州神経精神医学雑誌, 印刷中．

[8] 和田秀樹：〈自己愛の病理〉の構造——「他者」を失った若者たち．講談社選書メチェ, 1999.

[9] 山下格：対人恐怖．精神医学, 56；76-78, 2014.

第4章

クリニックでの
マインドフルネス・森田療法
直感で行動

はじめに

　不安などにとらわれ，悪循環・負のスパイラルに陥っている人が多い。どんな状況でどう感じ，どう考え，どう行動して悪循環・負のスパイラルに陥ってゆくか詳細に聴いていると，最初の不安，怒りなどの情動は，誰でも感じるものである。ここで受け止め，なんとか処理して日常生活をしている人達が適応している人達である。ここで受け止め抱えきれなくなった人達が，神経症，うつ病，境界例，精神病の水準に陥ってゆくように思える。もしそうなら，この最初に感じた直感を受け止める対処法があればよい。「直感で行動する」が，悪循環・負のスパイラルに陥る前に切る技法である。一刀両断に切れるとよいがなかなか難しい。手裏剣のように次々に繰り出して切ってゆくのもよい。森田療法もマインドフルネス認知行動療法もその極意はこの技法ではないかと思えてきた。このような考えで，五感を磨き直感で行動するよう訓練していった強迫障害の症例をまず示したい。

I　強迫性障害のU──五感を磨く

　主訴：確認がひどく，仕事ができない。呼吸が激しくなり，手がしびれる。
　生育歴：1人子，過保護で元来神経質，中学生頃より確認恐怖や不潔恐怖の傾向があったが，軽快してきていた。
　性格：内向的，神経質，自信ない，真面目，完璧主義。
　現病歴：A高等専門学校機械科卒後X年4月B工業所に入社，配線，クレーン点検，物移動機械操作など応援，X＋1年3月旋盤削り部署に移動。身動き

できなくなって，当院受診。

初診時所見：温厚な青年，仕事に時間がかかり部署を変わっているようだ。旋盤削りで2時間で作るものが2日かかってしまう。図面を見ていると呼吸が激しくなり，手と顔がしびれてピクピクして止まらなくなる。5mmを2回削るが，5mmかどうかじっと見ているとわからなくなる。不安緊張が強いのでフルボキサミンを使用し，工程の不安階層表作る。

治療1カ月目：確認行為は頭に記憶が残っているか確かめるためというが，頭に残らないものであり，気になっても次に移り流すこと（森田の感情の法則）。一連の作業工程に不安0～100％全て含まれているため不安階層表に従って徐々に不安への対処を学ぶのは仕事にならないので役に立たない。別の作業に移る。数値入力すると機械が旋盤加工する作業。直径，厚さ，長さを測定器でチェック（100分の1mm）する作業であり，視覚直感を磨くことにする。1～2秒でできるのが10～20秒かかる。センター押して凸凹あわせる──パッとあわさったと感じる視覚と手の感覚で判断し考えない。切りくずエアー吹かしで除去する，完全にとれたか？　1～2回でする。視覚で判断すること。

治療2カ月目：外径測定，14.45mm視覚で確認，頭で確認しないこと。エアー吹かし早くなる。職人10個，自分5個になる。CP（臨床心理士）による訓練：①定規で時計の外径測定，②定規で茶筒の外径測定，CP，5秒カウント，顔あげて測定値記載。書き込むまでの時間短縮してゆく。外径測定重要と言われ時間かかる，確認してしまう。前の値がメモリの間だった時に気になって次の時考えてしまう。CPによる訓練：B5用紙の2分の1，4分の1，8分の1，16分の1，32分の1の用紙の長さを測定し目盛の間を読む練習。大事なものと考えると確認が起こるというので，この用紙は中学生の患者さんと面積の勉強をしますので，先に値を知っておきたいと伝えて実践してもらう。5秒後教えてくださいと言うと確認ある時とスムーズにできた時がある。スムーズにできた時は「もういいかな，とあきらめました」という。その感覚で仕事すること。

治療3カ月目：職人10個，自分6個，感覚で見ているが「納得」するのに時間とられている。「納得」は不要。見た感覚は正確。7個までやれるように

なる。まだ全工程になると3倍かかる。CP訓練：目盛パッと読み上げる訓練：生活の中の確認もその時の感覚でパッと止める訓練をして職場で応用する。「よし！」と言って目盛から目を離し言った感覚は口の中に残っている。

治療4カ月目：結構切り替えて行動できる。「00.00」と数をつぶやくとか，「よし！」とか言っている。9工程入れるとまだ2～3倍かかっている。どこに強迫行為があるか？　CP訓練：生活の中での確認練習を職場で応用。手の感覚で確める作業は楽になる（2, 4, 6工程）。1, 5, 6, 8工程はデータ入力，数字の確認作業（具体的な工程記載省略）：新聞経済欄の数字を電卓で入力チェックの練習10秒が8秒まで短縮。7, 9工程は機械を見て接触してないか目で確認。入力数字間違いないか一度見て，「なし！」といい2度見ないこと，図面見ながらプログラミングを作る際計算を振り返ってやってしまう。計算は振り返えらず，出た数字を入力する。

治療5カ月目：先月まで様子みて向いてないと言われ別の仕事で様子見るといわれる。ちょっとがっかりしたというが，対処の仕方が同じなので新しい挑戦やってみようと話す。組み立て作業に移る。上司に手本を見せてもらってから，30分が15分に短縮（自分で無駄なもの省くことできた）。あと5分短縮必要。時間かかるのは金属板の上の粉をふき取る時で，動いて板の下に粉が入りはしないかと思うと慎重になる。CP訓練：①箱の上に土をまき，実演してもらう。②CPがモデリングして，もう一度やってもらうとCPのモデル通りにさっとふき取る。モデリング有効のようだ。パッと見て判断する訓練：①CPがコピー用紙にペンで小さい点をつけたものと白紙のものを混ぜて仕分けする。②インクのついているものはすぐに仕分けるが，白紙はじっと見る時間長く，ゴミかどうか払って確認するため時間かかる——インクは一瞬で見分けていることを指摘し，見えなければ点（キズ）はないと伝える。③インクのついていない群でパッと見る訓練をする。④タイマー使用提案。

治療7カ月目：種類がいろいろあるが15～30分でやる必要がある。しかし，40～50分かかっている。CP訓練：作業工程詳細にチェック：時間かかるのは目で見る確認作業。①「これで大丈夫か？」と思いじっと見てしまう。②「よし，よし」とパッパッと進めていると確認箇所がたくさんあるので3～4過ぎると，どこまで見たか，大丈夫だったか，が解らなくなる。CP訓練：

3〜4箇所パッパッと見たら，最後の箇所を指で押さえ，1回目を離してつづきを確認するなど対処法を提案する。組み立てより測定と記入に時間かかっている。しかし，デジタル数字の読み取りは速くなっていると云う。奥の方の黒い点が汚れかキズか気になる。黒い点ながしているが，チェックするのもあるがキズモノはなかった。それなら無視してよい。CP訓練：粉ふき取り作業，やかんの蓋（出っ張りあり）と土で練習する。

　治療10カ月目：元の作業に戻る。応援に行く前よりさばけている。日常生活もパッとできる。

　治療11カ月目：1年前の機械メインテナンス，点検の部署に移る。クレーン100台以上の点検，機械修理をしている。1年前は何回も確認していたが，感覚つかめそう。①クレーンフック：はずれ止めチェック，360度回転チェック。②ワイヤーの径測定，ノギスで挟んでパッと測れる。③先輩のアシスト，モーター点検など。通勤の往復の電車の中で呼吸瞑想法での直感力を磨く訓練をすすめる。

　治療1年目：ボルトの確認など早くなったと言われた。ボルトの締め具合手の感覚でわかるようになった。1日クレーン2，3台決められた計画を，先輩と2人で上下分担してやれている。「どうかなあと不安がよぎった時，この流れでやってきたから大丈夫だろうと流している。感覚身について速くなってきた。先輩も評価してくれた」という。忙しい時，4，5台やれるようになる必要がある。さらにスピード上げるには，操作の創意工夫が必要と話す。

　（小括）直感・身体感覚で行動：Uは，受診してきた時，2時間の仕事に2日かかっていた。作業の全工程に不安は0〜100％まで含まれており，不安階層表を作成して脱感作的に訓練するのは不可能であった[11]。職人的な仕事であり，主に，視覚，触覚，聴覚の感覚で全体を一瞬に読み取ってゆくスピードが求められる。1つ1つの仕事の工程を聞いて，どこで確認行為があって遅くなっているか，モデリングで感覚での判断がいかに正確かを示し訓練した。身体感覚を磨くことによって，感覚・直感で判断し，確認という知的操作を遮断し不安の悪循環を切っていった。単なる恐怖突入，エクスポージャーでなく身体感覚を磨いて判断する力をつけてゆくことである。これらの訓練の際，面接時に，知人の顔は見れば一瞬に認知できるし，目，口など部分的に

頭で確認していると誰かわからなくなることや，自動車組み立て工場でボディーまで完成した時，最後のキズや凸凹などのチェックは手で撫でることによって一瞬で判断している。視覚や触覚など五感は全体を一瞬に判断するもっとも鋭敏な方法であり，森田療法での「感情の法則」と「知的な操作でなく，感じ−直観で行動すること」を強調しながら実践していった。フルボキサミン75mg使用で不安，緊張の緩和には効果あったようだ。しかし，眠気があり，機械操作のためこれ以上使用しなかった。「どうかなあと不安がよぎった時，この流れでやっているから大丈夫だろうと流している」というUの言葉は，工程の流れを感じる身体感覚が身についてきたことを示している。

Ⅱ　Yの自己分裂の回避
——「直感」と「マインドフルネス」で対処

主訴：嫌われ孤立するのが怖い。

生育歴，現病歴：同胞3人の末っ子，小さい時から両親は頼りなく安心感がなかった。中学までは楽しく過ごすが，高校から特に誘因なく自意識が強くなり対人関係が苦手になる。H大学農学部卒業後，A食品会社開発部に所属，ストレスでパニック発作など不安定になる。研究開発は自分に合わないし実務的仕事がしたいと，年老いた両親，恋人の問題も加わり地方の企業への就職活動するがうまくゆかず退職し，地元に戻って当院受診[12]。

初診時所見：集団に入ると孤立する恐怖になる。ここ数カ月引きこもっている。森田療法，認知行動療法を希望。性格は神経質，白か黒，0か100が極端になる。

治療1〜6カ月目：B社，C社不合格で不安高まり，恋人に脅し文句の電話（恋人のせいで自分はこの状態になったとカーとなって，無茶苦茶にしてやる……），さらに，恋人の家に押しかけ暴言を吐く状態になる。

治療6カ月〜1年目：D社に採用される。職場での孤立恐怖を持ちながら勤める。しかし，恋人や母に縛られる，すぐ自己責任というと，「殺しに行くから待っておけ！」など脅し文句の電話，メールを毎日のようにする。上司は愚痴を聞いてくれていたが，聞くと怒られるのが不安で聞けず，多忙になり

仕事のミス多く限界と思い退職する。

治療1〜3年目：E食品情報センター，F食品検査センターなどに勤めるが対人関係がうまくゆかず，小さい組織が良いとG社販売店舗チェーン店に転職する。適応できる現実の職場を求めて挑戦してゆく態度は評価していった。飲み会で職場の仲間や店長も自分を「しゃべらないが悪い人間ではない」と思ってくれ，受け入れてくれ楽になった。やっと受け入れられ居場所になる職場が見つかったようだ。恋人とはだめになるが，親への脅迫メールも少なくなっていった。その後は不定期に受診する。受診すると安心感があり自分を客観的にみて整理できるという。

治療4年目：新しい恋人ができたが，以前の恋人の時と同じようになってきた。「頭に血が上らないことを人生の目標にすれば楽になると思う。ほかの失敗は小さいことです」，このことに気づいたという。対処の仕方を教えてほしい。先輩とのトラブルも問題ですという。

（1）恋人への対処法：恋人は社交的で異性が多く不安。異性にスキンシップしているのではないか，休日会わない時など不安が強くなる。不安が高まると恋人に縛られている感じになり，遊ばれている感じに変わってくる。この感じが強まると，怒り，敵意が高まり，カーとなって暴言を吐く別人間になる，と言う。その時の状況での心の動きを詳細に気づき述べることができるようになる。この対処法として，最初にパッと感じた不安（嫉妬の不安）は誰にでもある普通の感情である。この最初の不安（純な心・直感）を受け止め負のスパイラルを断ち切る。断ち切るため，①行動を変える：仕事，好きなテニスなど「今，ここ」に没入する。②呼吸瞑想法：瞑想中に不安や雑念が起こった時，「不安，嫉妬」とか言って言語確認し，呼吸の時の腹部の動きに注意を集中させる。③輪ゴム法（痛みに注意集中，思考中断）。④すぐメールしない（竹田法）：メールを書く，時間をおく，もう一度メールを書く，比較する，受け取る相手になって読む，問題なければ送信──「待つ」ことが大切，感情は時間とともに流れて消えてゆく。

（2）上司への対処法：最近，先輩の上司が忙しく，以前のように面倒見てくれない。自分1人では不安。仕事がよくできたので報告書を提出したが，先輩は評価してくれない，喜んでくれない。評価しない上司の先輩のことを考

えていたら，自分の能力に嫉妬しているから冷たく意地悪するのだと敵意が募ってくる。カーとなり喧嘩する別人間になるという。その対処法：自分1人ではまだ不安だと最初に感じた（純の心・直感）ことを，そのまま受け止める。ここで受け止めるため，①先輩の暇な時間をメールで聞く（竹田法），その時報告説明し，不安な気持ちを伝えて指導をお願いする。②行動を変える：仕事，好きなテニスなど。③瞑想呼吸法。④好きなコーヒーをゆっくり味わいながら，のど越しに注意を集中させて飲む（食のマインドフルネス）など。メモ取って熱心に実践する。

治療5年目：仕事で注意され否定されたと感じた時，対人関係で無視，拒否されたと感じた時，感じはそのままにして仕事する，呼吸に集中するなどで対応している。楽になった。今は，全否定された感じはない。休日，恋人と会わない日，どうしているか考えると縛られる感じになり被害的になるので，好きなテニスクラブに行き，身体動かすのが良い。密着し過ぎないことだと思う。新しい店の仕事が軌道に乗ってきた。今は大丈夫ですと安定していった。

小括：Yは職場に適応できず挫折しながらも転職を繰り返してゆく遅しさを持っていた。現実的に受け入れられ安心できる職場を見つけ安定してゆく中で，自他ともに分裂（スプリット）する際の感情・思考・行動のプロセスに気づき，詳細に述べ自覚できるようになって，その最初の不安（純な心・直感）を受け止め分裂を回避できるようになった。

Ⅲ　Cの関係被害妄想への対処法
──不安の解消と「直感」で行動

　Cは関係被害妄想に悩みながらも社会生活を送り，徐々に軽快してゆき病識も深まり，結婚し問題ない生活が送れるようになっている。しかし，全く気にならないわけではないと言う。例えば，マンションでの物音や話し声が周囲に聞こえているのではと不安に思うと，マンションの人達が話しているのを見ると，自分の悪口を言われている感じになってくる。それが，バスや電車の中などまで広がってゆく。自分の考えから妄想が広がってゆくのはわ

かっているので，この最初の不安の段階で自分の考えを止めて，料理に集中するとか，ひどい時は夫婦でドライブするとかすると消えてゆくという。「妄想は自分の中の問題と思っているので以前のように悩まなくなったし，配偶者に話すと安心します。移ってきたころは，話す相手もいなくて孤立していましたが，マンションに集まりがあるのを知って参加し，親しい友達もでき楽しめています」という。このように幻聴，妄想の再燃現象も最初の誰でも感じる不安が誘因になっており，ここで負の連鎖が断ち切れると症状は消失すると云う。副作用出やすく少量の抗精神病薬を服用している。原田が考案した幻聴，妄想の認知療法は参考になる[2]。「不安，孤立，不眠，過労の4条件」と「幻覚」と「妄想」は悪循環を形成するし，「幻聴，妄想の内容は自分の思考に由来するもので，4条件に伴って生じた現象」との認知をもつと，幻覚，妄想に対処できるようになると指摘されている。不安や孤立というこの4条件に気づいて「直感」で止めて行動することで再発を防いで，元気に生活している。

Ⅳ　純な心・直感で負のスパイラルを切る

　最初の「直感」は誰でも感じるものであるが，不適応を起こした人達は，その後悪循環，負のスパイラルに陥り，神経症，うつ病，境界例，精神病の水準でそれぞれ防衛しているといえる。生物学的レベルからみれば，本来，脳の神経回路はカオス的に柔軟に活動しているが，不適応水準に陥ると，不安強迫回路，うつ回路，スプリット回路，幻覚妄想回路，自我障碍回路とそれぞれの神経回路が活性化されループを形成し，周期振動的に硬直化した活動をするようになるようだ。薬物は，これらの病的神経回路を修飾して，神経回路のカオス的柔軟性を回復させる働きをもっているようである[10]。他方，この病的神経回路を活性化する直前に断ち切る対処法が「直感」で対処し行動することである。

　悪循環・負のスパイラルを「直感」で切り，注意の転換をはかる対処法には，「行動」と「瞑想」の2種類がある。その原点は，いずれも仏教での煩悩の解脱の方法である。

1. 「行動」に踏み込むことで悪循環・負のスパイラルを切る。

注意は同時に2つの方向には向かない。今必要な行動をすることによって，注意は自己の内面から外界に向かう。注意が外界に向かうと，不安など感情は自然に放置され流れて消えてゆくとともに，自己観察（我）を忘れて行動に没入している状態になる。即ち「没我」「無我」のあるがままの体験である。この瞬間，悪循環，負のスパイラルは断ち切られている。森田療法がもっとも得意とする技法である。知的操作を破壊し没我（無）によって意識は自由に流れ，新しい意味を創造するといえる。鋭い感じ・直観はこの状態でうまれてくるようである[1,8]。森田療法を学び神経症を乗り越えたOは「感じ」の重要性について述べている[5]。「周囲のことに心を止めていくことで，何か「感じ」が起こってくる。一番助かっているのが仕事の時です。ボランティアで公民館の清掃をしているが，先輩は何をしていいかわからないと云います。周囲をみるといくらでも仕事はあります。館内を歩いていても床，窓やドアを注意してみていると汚れに気づきます。ドアの前の汚れを拭いていると自然に縁に隠れた部分の汚れに気づき，次々にすることがあります」と述べている。あるがままの状態の時，仕事は向こうから飛び込んでくるともいえる。禅は，食事と排便の作法（消化器），座禅（呼吸器）と作務（活動）によって脱皮質化，脱知性化し，人間を呼吸器と消化器と活動という生命体の原点に還元して世界をあるがままに映す鏡と共振体にすることによってあるがままの事実のみに気づき，煩悩という負のスパイラルを根底から断ち切っている[3]。「感じ・直観」の世界である。

2. ヴィパッサナー瞑想法で「サティー」を入れて悪循環・負のスパイラルを切る。

原始仏教のこの瞑想法は負のスパイラルに陥らないように直感で切る訓練法で，最近は，一般人の不安や怒りの対処法として注目されている（図4-1）。禅の集中型瞑想法と異なり観察型の瞑想法である[9]。刺激（対象）−感覚器官（門）−感覚（識）−快不快・中立（受）−知覚（想）−情報絞り込む（壽）−心の反応（ドミノ倒し）と煩悩は広がってゆくと考えている。このため，（受）か（想）の段階でサティー（気づき）を入れて切る。すなわち，（識）

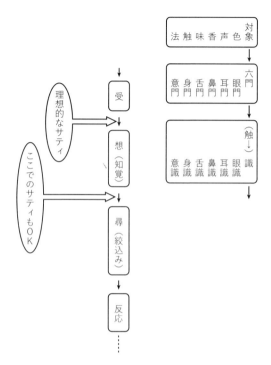

図4-1 ヴィパッサナー瞑想法での負の連鎖プロセスとこの連鎖から脱却する技法
(地橋秀雄:ブッダの瞑想法,春秋社,2006より引用)

(受)か(想)で「見た」「聞いた」「考えた」とか,「不安」「怒り」とか内語で「気づき」を言語確認(ラベリング)して一刀両断に切って,呼吸時の腹部の動き「膨らむ」「縮む」に注意を集中させる。しばらくすると,また妄念に気を取られるので,その内容に気づきラベリングして切る。これを繰り返すことによって妄念を切り,純粋にあるがままの事実だけに気づき,直感・直観力を磨き行動できるようになる。「生滅,生滅」唯瞬間のあるがままに生きる態度である。「サティー」の英訳が「マインドフルネス」だが,現在では,この瞑想法がマインドフルネス瞑想と同義的に用いられている。認知行動療法の第三の波として紹介されてきたマインドフルネス／アクセプタンスはこの瞑想法の流れである。ただ,「サティー」を入れて「切る」ことはあま

り強調されていない。むしろ，あるがままに観察，把握し，描写，叙述し受容，関与することが強調されている [4]。Linehanの弁証法的行動療法は，森田療法の考え方に非常に類似している。森田は「『思想の矛盾』をさけ，全ての行動，思想を『感じ－直観』ということから出発させるよう指導することだ」と述べ，Linehanは「『賢い心』に基づき直観的に行動すること」と述べている。治療の本質は同じのようである。

3．直感日誌
「直感」は感覚的にすぐ感じること，「直観」は推論や判断によらないで物事の本質を直接とらえる心の働き，と広辞典にある。森田は，直感と直観を区別して「感じ－直観」で行動することを強調している。ここでは，直観を含めた直感として用いてきた。直感力を磨いてゆくのに，瞑想法と直感日誌が勧められている [1, 7]。

森田療法では日誌をつけて生活指導してゆくが，この際，不安，怒り，絶望など否定感情に気づいた時，これらの感情が芽生えた状況，最初の感情，考え，行動から広がってゆく感情，思考，行動を詳細に記載し，最初の「直感」に気づくようにする。マインドフルネス瞑想法の気づきの認知プロセスと行動療法の行動連鎖分析（図8-1）の併用は有用である。症例に示したごとく，この「直感」を受け止め断ち切る対処法を実践してゆく。この直感日誌は気づきを促し，対処の仕方を実践してゆくうえで必要である。

V　寺院での瞑想修行に出かけた若者

外来で森田療法を解説してゆく過程で禅に興味をもち，瞑想修行に出かけた社交恐怖症の青年を最後に紹介する。

主訴は，例えば，3人で話している時，自分はどう反応すべきか，自分のことばかり考え込んで……話の流れがわからなくなる。焦って顔がこわばり，発言しても後で「ああ言えばよかった，こう言えばよかった」と後悔し，ぐるぐる回るという。このため対人関係を避け登校しなくなり休学している。

森田療法の本を読み，「あるがまま」について解説する過程で，①べき思考

が強く不完全な自分は許せない，②起業家とか研究者とか具体的方向はないが，ただ天才のように頭がすごいといわれたい理想の自己があるという。3カ月目，森田療法を勉強していて禅の思想に興味を持った。ツイッターで，禅僧がカウンセリングをしているのを知り申し込んだ。面談で「大学休学していて，人への緊張が強いことなどを話した。何でもないことのように受け入れてくれ，雑談も弾み，最後に握手してうるっと泣きそうになった。行ってよかった」と感激して話す。この僧侶のいる寺院に1週間行ってくるという。

　修行後受診，逞しくなったようだ。開口一番，「大学に戻ることにした。うまくゆくかわからないが，退学になるだけだし，うまくゆかなかったら帰ってきてやり直せばいいだけなので……」という。「自分は自分で良いという感覚が少しつかめた」「どう思われるか，どう話したらよいか」など考える強迫観念が浮かぶことはなくなった。フルボキサミンは飲まなかった。今はスムーズに言葉が出てきやすい感じがしている。大学に戻り，瞑想講習会に参加して行きたいと云い，復学した。一週間の体験に過ぎないので再発の危険はあるので，困った時は受診するよう森田療法専門医のクリニックを紹介した。

　寺院での1日の生活は以下のようであった。朝3時　起床，自由，4時　読経，説法，5時半〜6時40分　掃除，畑仕事，7時　説法，7時半　朝食（自分にはいろいろ考えると失敗する手動瞑想が合っていた），10時〜11時　托鉢，呼吸，瞑想，歩行瞑想か手動瞑想[6]，11時半　昼食，12時　読経，掃除，畑仕事，入浴，瞑想，18時　夕食，読経，19時　懇談会で目的，体験など対話，21時　就寝。ここで出会った人たちとは今後もつながっていたいという。

　小括：瞑想をベースにした，自然な環境の中での生活の感覚的な心地よさ，托鉢での人々との素朴な交流，別れた後もつながっていたいという悩める仲間との交流などで，深い共感と信頼をもてた生活体験であった。森田療法の暖かい家族的治療の場を彷彿とさせる。森田療法の「あるがまま」と同じ体験をすることになったのは興味深い。ここの瞑想法では，言語化しラベリングする必要はない。しかも，閉眼せず，開眼のままである。閉眼するとトラウマ体験が鮮明に浮かび焦点化しやすいので耐えられない人は開眼したままの瞑想法がいいようだ。悩んでいる人にはラベリングしないという。これは，

悩みを抱えることができる人達であり，「現在の瞬間への逃避」への危険からのようである。しかし，臨床では，一切の事柄を等価に観てゆくことが重要だが，「50対50の優位の法則」[9]に従って強く感じる，負のスパイラルに陥り衝動コントロールできない人には，ラベリングして「気づき」を深め，あるがままの事実が正確に見えてきて，悪循環を止める技法は効果があると思う（「Ⅱ　Yの自己分裂の回避」，第7章「マインドフルネスを実践する」も参照）。

まとめ

治療関係での共感，受容する信頼関係が不安を抱える力を育むのに基本的に不可欠であるが，不安，抑うつ，怒りなど否定感情の悪循環，負のスパイラルを断ち切る対処法として，「行動」，「瞑想」と「直感日誌」を試みている。マインドフルネス・森田療法として実践してゆけると思っている。

文献
[1] Gordberg P：直観術（品川嘉也監修，神保圭志訳），工作舎，1990．
[2] 原田誠一：幻覚妄想体験への認知療法．精神医学，43；1135-1140，2001．
[3] 鎌田東二：肉体現象学序論．（小阪修平編）身体という謎，157-205，作品社，1986．
[4] Linehan MM: Cognitive-Behavioral Treatment of Borderline Personality Disorder. The Guilford Press, 1993.（大野裕監訳）境界性パーソナリティ障害の弁証法的行動療法．誠信書房，2007．
[5] 大竹和代：感じから出発する．生活に発見誌，No.612；25-26，2011．
[6] プラユキ・ナラテボー，篠浦伸禎：脳と瞑想，サンガ新書，2016．
[7] Robinson, LA：直感で生きる（住友進訳），講談社，2011．
[8] 清水博：生命システムと情報．NHK市民大学，1987．
[9] 地橋秀雄：ブッダの瞑想法——ヴィパッサナー瞑想の理論と実践，春秋社，2006．
[10] 内村英幸，田原孝：分裂病病因に関するトランスミッター研究の現状．精神医学，36；564-570，1994．
[11] 内村英幸：森田療法と強迫性障害．精神療法，35；578-583，2009．
[12] 内村英幸，松尾顕二：森田療法における病態と介入のポイント——特に「純な心」について，精神療法，37；287-292，2011．

第5章

母子間の「とらわれ」によって
衝動コントロールができなくなった人たち

はじめに

　家族的治療の場で依存欲求を受け止めながら，同時に自立欲求を促してゆくという相矛盾した欲求を弁証法的に「今，ここ」の必要な行動に踏み込むことで統合止揚してゆくところに森田療法の独特な特徴がある。第3章では，誇大的な自己をもつ社会的引きこもりの社交恐怖症の青年の自己愛的病理と治療が，Kohutの理論と治療に類似していることを述べたが，力動的には神経症（エディパルな葛藤）を超えて発達的により未熟な（プレエディパルな葛藤）自己愛が問題であった[1]。さらに，母子間の「とらられ」で過食・嘔吐，過量服薬，リストカットなど衝動をコントロールできない未熟な境界水準に陥ってゆく事例も少なくない。これらの事例に対して森田療法的視点からのアプローチは可能か，実践をふまえて考えてみたい。

I　母親の「かくあるべし」に支配され，
過食，嘔吐を頻回に繰り返す事例

　摂食障害で強迫障害傾向を伴う事例では，母子二者関係の間での悪循環（精神交互作用）と「かくあるべし」と「かくある」との間での葛藤（思想の矛盾）という森田理論的な成立機序が症状の背景にあると思われることがある。
症例：T　同胞3人の長子
主訴：過食　嘔吐　仕事が億劫
生育歴：父は温厚だが出張が多かった。母は，ああしなさい，こうしなさい，早くしなさい，頑張りなさいと厳しかった。小学校前から母の目が気に

なり，いつも見られているようで他人より緊張していた。不潔恐怖症の傾向があった。

現病歴：大学に進学し19歳の時「よく食べるね」といわれ，ダイエットのために食べて吐くことをおぼえた。その後，過食と嘔吐を繰り返すようになった。大手会社に総合職として就職，ストレスで過食，嘔吐が頻繁になる。過食，嘔吐が続き抑うつ状態となり精神科クリニックを受診し治療を受けるが，抑うつ，希死念慮が強まり3カ月間入院し，薬物療法と認知行動療法で改善し退院した。しかし，退院後すぐ過食，嘔吐が再燃し変わらないため，森田療法を希望して当院を受診した。

初診時所見：①毎日1回夜過食，嘔吐，休日は2回続いている，②両親と同居，しかし，母の足音を聞いただけでせかされた感じになり，家に居場所がない，③仕事に行くのが毎日おっくう。帰る時仕事ができていないと罪悪感がある。温和で治療意欲もあり，①「あるがまま」の自分で良いという森田療法の考え方を基本に日誌指導，②ストレス解消に過食嘔吐しか対処の仕方を身につけていないので別のストレス対処法を学んでゆく，③母子の葛藤強く悪循環がみられるので森田療法的家族療法が必要，④1日3食，ゆっくり味わい，満腹感を感じるようにする。

治療1カ月目：仕事したい，目立ちたい自分と仕事がきつい，のんびりしている同僚みるとやらされていると思う自分がいて2人の自分が葛藤すると言う。こんなにきついのに注目してくれないと過食嘔吐する。今でも母の期待に答えなければと思う気持ちが強いと言う。自分ができる範囲でやるようにしよう。会議で少し自己主張してみたらどうだろうと話す。

治療3カ月目：会議で少し発言できるようになり，余裕が少し出てきた。給料分働いていない気がして上司に話したら「それでいいよ」と言われるが完璧にしないと満足しない。不全感あっても70％でよしとすること，夜中，過食嘔吐多い。

治療8カ月目：先生に言われ「できる範囲しかできないと思うようになってきた」。手を抜けるようになってきた。上司からもほどほどでいいよと言われる。小さいミスあるが，まあいいやと余裕出てきた。過食あるが嘔吐少なくなる。

第5章　母子間の「とらわれ」によって衝動コントロールができなくなった人たち　　73

　治療1年5カ月目（母子関係の修復）：母との葛藤があり家に居場所がない感じが強く，つき合っている恋人と会うとほっとしていた。恋人と喧嘩して自分の居場所がなくなったと思った。過量服薬してふらふらした状態を母が発見して驚き，今後どうするか母親と一緒にはじめて来院した（これまで何回か母親の来院をすすめたが本人も母親も拒否的だった）。病状について説明し，1週間ごとに母親も来院してもらい母子関係の修復をはかっていった。母親は，自分の子どもは甘えている，病気の子はいない，薬はいらない，と認めたくない気持ちが強かった。かくあるべしとの考えが強かった。「今後は良く話し合ってゆきます」と語った。その後，母になんでも言えるようになった。この3カ月間嘔吐2回のみで，母への不満の時は話して解決つけている。母への嫌悪感はなくなった。

　治療2年目：会議で手を上げて仕事を抱え込み上司の期待に答えようして過食嘔吐があった。抱え込むと自分が崩れるので仕事は最小限に，無理な仕事は無理ですと言えるようになった。欲張らない，欲張らないと自分に言い聞かせている。少し物足りないぐらいが良い。疲れると過食傾向があるも嘔吐なし。

　治療3年目：上司の期待に答えようとして過食することが時々ある。しかし，吐くことはなくなった。1日3食できるようになってきた。完璧にしなければと思うが，自分がいなくても職場はまわっているし，まあいいかと思えるようになってきたと言う。エステやカラオケは気分転換になると続けている。

　小括：中村らは，神経性大食症への森田療法について，第1段階：過食の反復での罪悪感や自己不全感との悪循環の打破（ストレスへの適切な対処法を獲得するまでは過食でストレス発散あってもやむをえない）。第2段階：食習慣の修正（味覚と満腹感を意識して食べる，空腹に応じた量を皿に出す，いっきにできるもではないと支持的）。第3段階：ストレス対処様式の修正（完璧主義，白黒主義の認識と修正）。第4段階：親子関係の修復を示している。気分本位の態度として精神交互作用での過食の成立機序説明，打破すべき悪循環の明確化，ストレス対処では，「かくあるべし」の思想の矛盾の修正のため事実本位の態度の形成，治療理念として「あるがまま」の自己受容を基本にしていることである[3]。本症例は，15年にわたって過食嘔吐を繰り返

しており，根底に母子間の悪循環があり，この悪循環を打破し安心感をえるためには森田療法的家族療法が不可欠であった。「いい子として母親の期待に答えたい気持ちが強い」と思春期心性を引きずっていた。母親はTの過食症を否認し，かくあるべしと期待し続けていた。過量服薬をきっかけに母親は，ありのままのTを受け入れるようになってTは安心感を得ていった。「今の母にはなんでも話せて心の居場所ができました。頑張れと云わなくなりました。最低でいいよと言います」と母のことを笑顔で話すようになった。上司の期待に答えようとして過食が出没するため，頑張りすぎないようセルフモニタリングしているが，心の居場所ができ，不全感を抱えながらも70％の自分でよいと自分の能力にあったあるがままの自己受容へと徐々に成長していった。

Ⅱ　「自分は悪い子」と自責感から
過量服薬，リストカットを頻回に繰り返す事例

　外来クリニックでは過量服薬，自傷行為など衝動をコントロールできない事例は少なくない。これにどう対処してゆくか悩まされる。最近は，過保護に育てられ，単身生活で母子の分離不安に耐えられなったり，一応社会適応もよい若い女性が，失恋など挫折体験を処理できなかったりして，過量服薬，アルコール乱用，リストカットなど衝動をコントロールできない状態に一過性に陥り，母親に治療に参加してもらい，受容を基盤に森田療法的活動を同時進行的に進め，1〜2年かけて傷ついたあるがままの自己を受け入れ回復する事例を経験する[6]。他方，機能不全家族の中で育った事例でアダルトチルドレン的な親子関係を抱えていることも少なくなく，母子間での認知の修正や免責性の承認[3]が，「あるがままの自己受容」に必要になる事例もある。

　症例：F　同胞3人の長子

　主訴：抑うつ，過量服薬，アルコール乱用，リストカット，別人格出没

　生育歴，現病歴：父は酒乱の傾向があり，母に日常的に暴言，暴力を繰り返すため小さい時から怯えていた。父母の葛藤が深刻化し，さらに経済的理由もあり，小学校入学前1年間祖父母に預けられた。年子の妹が3歳の時事故で亡くなり，一緒にいなかったので，自分が殺したと母から言われた記憶

があった（事実誤認）。「自分が悪い子だから」と思い込んで生きてきた。母親に強く自己主張すると決まって「頑張って生きなさい」と言われ，きつい思いをしてきた。中学1年の時から自傷行為が始まった。短大の時，異性の友人が交通事故で亡くなり妹のこともあり自傷行為が悪化していった。母の言いなりに進学し，短大卒後広告デザインの仕事をしていた。通院治療を続けていたが仕事のストレスで自傷行為が激しくなり，これまでの自分を振り返るために2カ月間入院した。

　治療経過：過去を徹底して振り返り，母親にも参加してもらい事実関係を確認し，嫌われたくない，いい子と評価されたいと極端に反応していた母親との関係修復と妹の事故死，友人の事故死の整理で「すべて自分のせいと責めていたが自分が悪いわけではない」と認知の修正を行って退院した。当時の主治医が転勤したため当院に紹介されてきた。しかし，退院後も漠然とした不安と抑うつが続き，過量服薬，リストカット（リスカ）で10針縫合。リスカは憶えていない。その後，前医師から見捨てられた体験が加わり交通事故のフラッシュバックも再燃し，過食嘔吐，過量服薬，リスカを繰り返し，時に自分を擁護する別人格が出没し身体も心もぼろぼろでどん底状態だという。巻き込まれず対処し支え続けた主治医との信頼関係は深まっていった。

　治療10カ月目：放置していたヘルペスが重症化して入院することになった。入院は休養になり，その後も痛みのため治療に専念せざるをえず冷静となり，リスカはなくなった。

　治療1年2カ月目：幼い時の楽しい感覚，身体感覚が戻ってきた。楽しいことは楽しい，嫌なことは嫌と云えるようになった。この1年，再度，生育歴を振り返りつつ整理してきた。入院時の治療も振り返り「私のせいではない」と認知の修正を再確認した。母親との関係修復も深まり，過量服薬なく安定した。

　治療1年6カ月目：アルバイトにでる。しかし，伝票整理，電話の応対などうまくゆかずストレスでアルコール乱用，リスカ，拒食でてくる。1カ月でアルバイトを辞めた。その後，主治医A医師転勤のためB医師に交代する。A医師不在の時はB医師が対応していたため主治医交代の問題はなかった。今後の方針として過去の整理はできていたので，①「ありのままの自分でよい」

という森田療法の治療理念を基本にする。②「今，ここ」のストレス対処法を身につけてゆく。前回のアルバイトからも自分だけで抱え込まずできないことは人に頼んでみよう，そのため上司はいると話す。

治療2年目：2カ月間の短期アルバイト始める。1回リスカあるが何とかこなし終了する。嫌な人とは挨拶程度にして距離をおこうと話す。料理教室に楽しく通う。

治療2年6月目：アルバイト始める。上司はよく話を聴いてくれるので安心。対人関係がマイナスなら辞めればいいし，リハビリのつもりでボツボツやると言う。事務処理の仕方と客の相談での対応についての2カ月間の研修乗りこえた。

治療3年目：①わからないことはわからないと自分の限界を知り，「どうしょうもない時は上司にまる投げしています」と言う。②客を待たせてもミスしないように「ご迷惑かけないようにしておりますので」と言って確認のため聞き返している。③疲れないよう残業はしないと断っている。④パニックになりかけても事実関係を1つ1つチェックして自分は悪くないと確認して落ち着いている，など対処がうまくなる。

治療4年目：アルバイトして1年半になる。この間，対人関係の問題で飲酒して1回リスカあるが乗り越えアルバイト続けている。すっかり安定した。

小括：幼少時からの自責感をベースに自分は悪い子で嫌われるのを恐れ，良い子と評価されたい→このため人に頼めず，断れず抱え込む→うまくゆかないと自分を責め→抑うつ状態，アルコール乱用，過量服薬→リスカで自分を罰するという悪循環を繰り返していたと思われる。母子関係の修復を基盤にして安定してゆき，できないことは人にまかせ自分のできる範囲のあるがままの自分で良いことをアルバイトでの問題解決から学んでいった。

Ⅲ　母親からの見捨てられ体験が夫婦間で再燃し
　　過量服薬，リスカを頻回に繰り返す事例

　母親からの虐待と見捨てられ体験で，フラッシュバックを繰り返しながらも，母親と接触して直接の暴露法を自ら実践して関係修復をはかり乗り越え自立していった事例である。

　症例：K

　主訴：消えたい虚しさ，抑うつ，過量服薬，リスカ

　生育歴：幼少時から母親は離婚再婚を繰り返し，新しい父親は母に暴力を振るい，その反動で母によく殴られた。小学5年の時，離婚して母は新しく交際を始めた男性が転勤になると，自分を実家において出ていった。高校卒業後，事務職として勤め，交際していた恋人と仕事はやめることを条件に結婚した。しかし，帰宅は遅いし，ひとり家にいるのが嫌でKが仕事を辞めなかったので別居し，家風に合わないと離婚させられた。この離婚を契機に，母親から殴られ見捨てられた過去の記憶がフラッシュバックするようになった。

　現病歴：離婚後Aメンタルクリニックに通院するようになるが，大量服薬（OD）で自殺未遂，リストカット（リスカ）で短期入退院を繰り返すようになる。「自分が生きていいのかわからない，自分は他人に必要とされていない，生きている価値がない」「今までずっと見捨てられてきた」という。前腕にリスカやタバコの火で自傷した痕が多数あり，自傷行為は解離状態で行われていた。バイトで知り合った人と再婚したが，その人が当地へ転勤となり当院受診。

　初診時所見：再婚したが，何か不満を云うと見捨てられるのではないか，少しでも帰宅が遅いと見捨てられたのではないか，仕事で疲れるのはわかるがかまってくれないとやはり自分は1人だと……リスカする時はわからないが血を見ると生きていると実感する。治療を受ける目標は？「見捨てられ感」がなくなること，母親のイメージがあるので何も言えない。1人でいる時の不安感，孤独感，虚しさに薬は効かないという。

　治療1～11カ月目：受診はいつも夫婦同伴である。月2回はフラッシュバッ

クでリスカ，OD続く，母の離婚は，自分がいたためと自分を責め，母も自分を責めたとパニックになる。レボメプロマジン（25mg）1錠頓用でおさまる。ネットを見た時やCDを聞いていた時とか，小さい時母から叩かれた場面が出てきてリスカ，ODする。夜帰宅し疲れたと相手にしてくれないとタバコで自傷する。

　治療1〜2年目：母親別居し実家に戻る。本人は関係修復できればよいという。母に電話する。「Kはお母さんがまだ怖いの」と云われた。母まだ許せない。母とはメールのやり取り，実家へ頻回に帰るようになる。フラッシュバックあるが軽くなってくる。しかし，夫婦の葛藤でリスカ，タバコの自傷続く。2年目に母親より電話，離婚することになった。お前なんか産まない方がよかったと言っていたが，「Kを産んでよかった。誕生日おめでとう」と言ってくれてうれしかった。しかし，まだ母を認められないし許せないというが和解してきた。

　治療3年目：肥りすぎ，痩せろと言われ，不食，嘔吐，リスカ，OD続く。受診時点滴続く。中学時代，バタフライの選手だったことを思い出し，夜プールに1人で泳ぎに行くようになる。7kg減量しスリムになったと云ってくれた。嬉しかったし元気が出た。リスカあるが，洗濯，料理して夕方水泳に行っている。他方，義母からリスカについて，自分は普通の人間なので理解できないと云われる，仕事で帰宅が遅くなっても電話してこない，隣りの夫婦喧嘩で壁叩く音でフラッシュバックでストレス高まり，生きている資格ないというような声が聞こえてくる感じで幻聴かわからないが耳がうるさいと押入れにこもっていた。オランザピンザイテス（5mg）1錠頓用効果ある。2カ月でおさまる。実母に電話したら，薬ばかり飲んでといわれ，心の中で「あんたが虐待したのに，育ててやったというが男ができると見捨てて，また引き取ってまた見捨てて」と思ったが云えずにパニックになり頓用したら落ち着きリスカしなかった。

　治療4年目：抑肝散はイライラに効く。呼吸法しているとリスカしなかった。料理作っているし，1人で買い物に行ける。自分の気持ちをいえるようになってきたという。呼吸法，買い物，料理，水泳など「今，ここ」に集中し行動することで注意の転換をはなることが身についてきた。仕事の後，飲

み会で遅くなっても1人でテレビみたり料理作ったりぼつぼつやっているという。「見捨てられ恐怖」やわらぎ，夫婦の距離もおけて，「今，ここ」の生活ができるようになり，母とも和解してきた時，突然，離婚して実家にいると電話があった。驚いたがすっきりした感じであった。母親の助言があったのかと思われた。

治療終了後6カ月目：突然来院。実家で母と暮らしている。事務のアルバイトをしている。別れて体調崩すこともなく生活は充実している。薬も全く飲んでいない。自分は相手がいると悪くなる，もう必要ない。早く気づけばよかったと表情は生き生きとして充実している感じであった。

小括：幼少時より見捨てらて体験を繰り返してきたKは，相手から一方的に離婚させられたのを契機に，見捨てられた体験が再燃し自傷行為を繰り返すようになっていった。再婚すると見捨てられる恐怖でむしろ自傷行為は増悪していった。他方，母親のいる実家に頻回に帰り，フラッシュバックを繰り返しながらも母親との関係修復をはかり，安定してきた時，今度は自ら離婚を宣言し自立していった。

IV　母子間の「とらわれ」への母子療法と森田療法
——依存と自立

村田は，森田機制で理解しうる内向的で神経質な小学低学年の児童の神経症の治療で，次のように述べている[2]。かくありたいがどうしてもそうなれないという行き詰まりに直面した時，なりふり構わず母親に甘えることで，切り抜けようとすることに注目せざるを得ない。土居の指摘する「甘えたくとも甘えられない心性」との関連について考えざるを得ない。この特徴は，特に子どもっぽくなった現代の青年の治療過程でも起こっているのではないかと考えられ，留意すべき性質のものであろう。この指摘は重要な視点である。ここで示した，母親の「かくあるべし」に支配され，過食・嘔吐を繰り返すT，機能不全家族を背景にした幼少時の年子の妹の事故死からの自責感からの頻回の自傷行為のFや幼少時からの見捨てられ体験のフラッシュバックによる頻回の自傷行為のK，いずれも母親に受容されながら母子関係の修

復が治療に不可欠であった。これを基盤に，森田療法，マインドフルネスの「今，ここ」の活動によって自立してゆくことであった。

田代らは，神経性無食欲症，強迫障害と薬物乱用の背景に生育歴から愛情欲求の挫折があると推定し，症状には触れず，母子関係の再教育と森田療法を導入した女性の事例を報告している[5]。①母は意見を抑え患者の言動を受容し，聴き役になる，②子に寄り添うが向き合わない，③母との約束ごと（家事手伝い，ピアノの練習）を決め，母は見守る，④病的行動をみても注意しない，⑤治療者は面接時母子間の通訳役を担う，⑥治療終結は患者の内面のこだわり（思い）を母親に言葉にして言えた時とする，として実践し母子関係の修復とともに病的症状は消失し成長していった。このように衝動コントロールができなくなった背景に，母子関係の修復を目的にした母子療法が不可欠で，受容しながら自立させてゆく相矛盾した欲求を弁証法的に統合止揚してゆく森田療法が，悪性退行を防ぎながら治療できるように思われる。

まとめ

定型的な森田療法では，家庭的な治療の場で依存と自立は同時進行的に展開されてゆくと考えられる。ここで述べた事例は，不安を抱える力が弱く母子の二者関係の問題を抱えており母子関係の修復が安心感を得る上で不可欠であった。「あるがまま」を治療理念にするにしても，まず依存の問題の処理を優先しなければならない。次に，日常生活技術や問題解決能力を育てる対処法を身につけながら不安を抱える力を段階的に強化する。自分の限界を自覚し，人に「まかせる」ことを学び[6]，「あるがまま」の自分でよいことを体得してゆく必要がある。これらの段階を経ながら森田療法本来の不安を持ちながら「自己実現」（生の欲望）に向かって治療を展開している。

文献

[1] 丸田俊彦：自己心理学からみた自己愛とその病理．精神療法，33；273-279，2007．
[2] 村田豊久：小児にみられるヒポコンドリー性基調．（内村英幸編）森田療法を超えて──神経質から境界例へ．66-80，金剛出版，1992．
[3] 中村愛，星野良一，葛西英二，他：神経大食症に対する森田療法の有用性．日本森田療

法学会誌, 13；147-153, 2002.
[4] 信田さよ子：依存症．文春新書, 文芸春秋, 2000.
[5] 田代信維, 帆秋孝幸：神経性無食欲症, 強迫性障害, 不眠症と薬物乱用が併存する外来
患者にみる「挫折した欲求」の修復療法の1症例．九州神経精神医学, 62；131-136,
2016.
[6] 内村英幸：森田療法の展開．森田療法学会雑誌, 2；67-71, 1991.
[7] 内村英幸：とらわれとこころの悩み——森田療法の立場から．こころの科学, 144；
42-46, 2009.

第6章

弁証法的行動療法における
2つの受容
「受容」と「変化」

はじめに

　Linehanは，制御不能な感情反応を示す自殺類似行動をする患者や境界性パーソナリティ障害への認知・行動療法（CBT）を観察する中で，従来のCBTとは異なる技法を用いていることへ気づき弁証法的行動療法（DBT）を発展させた[1]。すなわち，禅における感情や状況を変えず受容を促す要素やパラドックス的技法の要素を取り入れており，受容と変化の狭間を患者−治療者がシーソーの両端から中央へ上下前後し移動し，より高い段階へ進む様子に似ていることから，弁証法を考えた。行動療法で用いる「弁証法」という言葉は，2つの意味合いを持ち，現実と人間の行動の本質を弁証法的世界観（相互関係性と全体性の原理，両極性の原理，定立・反定立・止揚統合−連続的変化の原理）で教示することと対話や関係性の一形態として治療者が患者を受容しながら変化を促す治療戦略（治療的相互作用における対立の統合，弁証法的行動モデルの教示）に反映させた。従来のCBTに対し，DBTでは徹底的受容を根本的概念としている。また，現在の状況を非判断的に観察してあるがままに受け入れること，一次感情を掴み受容し暴露することで二次的反応や苦悩を軽減させること，生そのものに没入しその瞬間を前向きに生きることを治療の中核概念としており，さらに「感情の心」と「理性の心」を統合し「賢い心（矛盾を内包する知恵）」に基づき直観的に行動することを本質概念とし，自己・他者・相互関係を受容し，弁証法的に考え行動する「中道」を強調している[5]。DBTは方法を行動理論で整理し技法化している。コア戦略として受容のための認証と変化のための問題解決法をあげ，またスタイル戦略として治療者の対話スタイル（受容のための「互恵的スタイル」，変化を

促す「非礼なスタイル」）を規定している。スキル訓練としては，受容に重点を置くマインドフルネススキル・苦悩耐性スキルと感情の変化に重点を置く感情調整スキル・対人関係スキルをマニュアル化している[2]。具体的に事例を示し，受容・認証と変化のバランスの治療戦略について述べたいと思う。

Ⅰ　症例にみる「受容と変化」の治療戦略

症例：A

診断：神経性大食症，むちゃ食い・排出型

主訴：過食嘔吐，暴力自傷，自分がわからない

家族構成：父親は仕事人間，見栄っ張り。母親は神経質で融通が利かない。

生育歴・現病歴：出生時発達異常なし。一人っ子。元来好奇心旺盛で活発，衝動的言動多かった。両親の喧嘩が絶えず，母親から厳しく躾られ，習いごとで好成績をとっても優秀な幼馴染みと比較され叱られた。小学校では友人多く，成績上位。部活，勉強，習いごとを精力的に行った。12歳時に嘔吐下痢症で内科受診し，下痢は軽快するも嘔吐・腹痛が持続。体重が5カ月で15kg低下し，心療内科を紹介され摂食障害の診断にてCBTを受けた。中学入学後，過食が出現し体重が増加し（48kg/158cm）嘔吐が激しくなった。気分が沈み集中力が低下し成績が下降し，友人に馬鹿にされると怖がった。中学2年から不登校傾向となり，母親からの叱責や夫婦喧嘩が激しくなった。毎日過食嘔吐・自傷する様になった。登校した日は，いじめやからかいを受けたが，学校では笑顔を貫き，帰宅後はイライラして過食嘔吐・自傷を繰り返した。心療内科でのCBT後は「自分が駄目だから変わらないといけない」と悲観し，さらに激しく過食嘔吐・自傷をした。主治医と母親から診察では正直に言う様に叱られ，暴れて治療中止となった。精神科を紹介されたが，わかってもらえぬと転院を繰り返した。地元の高校は嫌だと訴え母親の実家に転居，普通高校に入学したが症状持続し不登校となった。X年5月当クリニックを受診した。治療経過について述べる。

1. 患者の受容，弁証法的協調関係の構築：認証戦略と症状への問題解決戦略（X＋1カ月迄）

　生活歴での各出来事の感情・身体反応・思考そして結果としての行動を具体的に流れとして整理し，文脈として理解できることを示し情緒的に応答した。また患者は人一倍の耐える力や何とかする力があることを伝え，肯定的に支持した。また症状のことで両親の喧嘩が減りかかわりが得られたことや人の注目を得る体験など役に立つ面があったことを機能分析し肯定した。「私は駄目じゃないのですね」と泣き，「過食嘔吐・自傷を治し，格好いい体型（45kg）になり医者になって見返したい」と語った。診察で良く思われたいことは自然だが，治療が無効にならぬ様にお互い素直になることを心がける約束をした。その日の気分や睡眠・食事時間，過食嘔吐・自傷のモニタリングを含めた日誌をつけ客観視をした。診察で，制御できた状況を分析し，制御できぬ時も上手く機能していた部分をみつけ認証し，また非判断的に一次感情・身体反応・思考を観察し掴むモデリングをした。激しい恐怖・怒り・悲しさが生じ易く，顔首肩胸が強ばることに気づいた。まず取り組みやすい身体緊張の軽減を目指し，筋弛緩法や上虚下実の腹式呼吸法を指導し定期的に行った。また感情を放っておくと，波打つ様に消退することを観察させた。その後に症状の行動連鎖分析を行った。内的外的不快刺激に続き，激しい一次感情（恐怖，怒り，悲しさ等）と身体緊張反応が起こり，何とかしなくてはと考え過食，腹部膨満感の苦痛と肥満恐怖で嘔吐，一瞬のすっきり感に続き激しい自責感で苛立ち，混乱して意識が朦朧となり自傷する。一時ほっとするが，すぐに罪悪感や空しさで悩む悪循環を認証し示した。さらに解決法分析を行い，目標として，①過食嘔吐や自傷行為の衝動行為を減らす，②激しい感情や身体緊張をほどよくする，③食べると太る，やせていないと認められない認知の変容，④自分を知り，自分を認められる生活を作ることを決めた。

2. 自己の受容：症状への行動療法，マインドフルネススキル，苦悩耐性スキル（X＋6カ月まで）

　空腹5時間で過食し嘔吐することに気づき，食事は時間を決めて朝昼晩は小さな弁当完食，3時と寝る前におにぎり1個を食べる4時間ごとの分食を行った。色形匂い味などを実況中継して，舌先3分の1に食べ物をあてて味わい満足感を得させる方法で，ゆっくり食事をとり，満腹感ではなく満足感で食事を終了させた。食後は腹式呼吸をして肥満恐怖が10分ほどで軽減することを観察した。その後祖母から家事を習い嘔吐衝動をやり過ごす工夫をした。夜9時から30分間は，過食自由タイムにした。また「感情の心──吐いてスッキリしたい」「理性の心──吐くと悪循環となり長期的には苦しい」を書き出した。一次感情の「怖い」を発声し認め，「今この瞬間だけ」と嘔吐を我慢し，「今・ここ」の家事に専念させた。過食衝動は「過食タイムにする」と後回しにした。1週間で体重が数百グラム減少し45キログラム前後に安定する様になり，過食タイムはテレビに集中し過食嘔吐を制御できるようになった。腕や太ももを触り動揺するため，診察で鏡の前で頭から足首まで全体を観察し叙述させた。摂食障害特有の実際より太ってみえるという「見え方」の問題は続いたが，次第に「部分は絶えず変化して感じるが全体は大差ない，全身を見てバランスを整えることが大切だ」と変化し，ショートケアのヨガに参加した。また家事等の頑張りを認めてくれぬと感じる母親の言動で，モヤモヤして自傷することがわかった。一緒に家事を行い，「ご苦労様」と毎晩給料を貰うことで評価を解りやすくした。「母をバイトの店長と考えやり過ごす」ことや達成感を得て，激しい複雑な感情は一次感情の「寂しさ」のみに低減し自傷は減った。心理士と「嘆きタイム」を設定した。母親にイライラしたことに対し，その時の状況を具体化して非判断的に一次感情や身体反応・思考そして行動・結果の観察・認証を繰り返した。一次感情の寂しさ，そして表裏一体としてある人と接したい願望に気づき，休診日は知人と遊ぶ様になった。次第に登校開始し，友人が増えたが時々過食嘔吐が出現した。

3. 変化の中での自己の受容：感情調整スキル，対人関係スキル（X + 10 カ月まで）

　症状出現時の行動連鎖分析をした。友人に意見が言えず無理をし，帰宅後は疲れて落ち着かないので母親にどうしたらよいか訊ねるが，色々意見されてイライラし過食嘔吐で解消することが解った。さらに細かく感情・感覚の観察をさせた。友人と話す時にいじめを思い出し悲しくなる。いじめられぬ様にと頑張るがどう思われたか怖くなり，頭が真っ白で意見がいえぬ自分にイライラする。また家では母親への恐怖で身体緊張が続きイライラが激しくなることを掴んだ。一次感情を言語化し認証することと「○○で悲しい。○○だと嬉しい」と感情でしめくくる感情ストーリーで伝える練習をした。友人に受け止められ胃の辺りがすっとしたと語った。小言が多い母親には「具体的に心配なことを教えてくれたら嬉しい」と穏やかに伝えることを繰り返した。自分の衝動的言動に母親はいつもハラハラしていたことを知った。またイライラしやすい勉強時の行動分析をした。20分位で集中が途切れ自責的となりイライラすることがわかり，20分ごとに1分間（腹式呼吸3回）間をとり他の教科や家事に転換することで安定して勉強する様になった。イライラや身体緊張が減り過食嘔吐は軽快した。さらに気分と反対の行動を指導した。友人のからかいには黙らずに「傷ついて悲しい」と一次感情を伝え，力を抜き激しい恐怖が低減するのを待ち，一次感情の対性の願望「心地よい関係でありたい」を掴み，ゆっくり穏やかに伝えることを実践し友人関係が好転した。「意見の仕方がわからずに自分がわからなくなっていた」と語った。勉強の焦りから父親に塾へ行きたいと訴えたが，聞き入れられずに激しい悲しみに襲われ，さらに母親から父親に相談するなと叱られ，激しい恐怖感で頭が真っ白になり，母親に殺される・殺そうと感じた体験を報告した。辛い感情が重なると危険だと気づき，激しく複雑な感情の事前でぬいぐるみを強く抱きしめ身体感覚に集中する練習をした。常にある焦燥感は，見栄を張らずに興味ある学部を目指すことで落ち着いた。感情を積極的に掴むことが感情への暴露反応妨害として機能し，激しく複雑な感情が低減し周囲が見える様になった。「得体の知れぬ恐怖が得体の知れる恐怖に変わり，落ち着いて対応できる様になった」と語った。DBT技法を取り入れた森田療法グループに

参加した。激しい感情の弁証法的対立は強い願望があるとわかり，願望に沿い損得分析をして行動に移した。幼馴染に会い，昔の傷つき体験を話した。衝動的言動が多く後で苦悩するため，「衝動」を掴み収まるまで待ち，「ゆっくり丁寧穏やか」を心がけ，相手の状況を認証しながら感情ストーリーで話した。気づけなくてごめんと謝られ一緒に泣いた時に，相手と自分の呼吸が合い心地良く繋がったと感じたと報告した。同時に母親との関係は，ただ受け入れて欲しいだけだが叶わず悲しくなる。さらに母親の言うことをきかぬと「見捨てられる」と怖くなり，母の「べき思考」を背負い無理をするが，結局上手くいかず空しくなる悪循環であると気づいた。母のべき思考を「背負い投げするイメージ」をし，感情は受けとめ「今・ここ」の行動に専念すると母の言動が可笑しく思え，従わなくて大丈夫と感じ恐怖が低減した。

4．自己・他者の受容，成長へ（X＋1年まで）

　出席不足で留年と言われた。退学し高校卒業認定試験を受けて大学へ行くことを希望したが，母親は反対した。何か希望すると「心の中の母の声」が邪魔すると訴えた。非判断的に「自分の願望」と「心の母の声」を書き出した（感情出して自由にしたいvs感情殺してちゃんとしろ等）。「心の母」に従い行動すると「あまのじゃく」と感じ，願望に従うと「我が儘」と感じ悩むと語った。いつも「良い子にしろ（心の母）」に従うため，周りの評価が気になっていたが，「心の母」は自分の恐怖や理想の塊であり自己の一部であると気づき認証することで，周りが気にならなくなった。また周囲に受け入れられない寂しさと同時に自分が他人を受け入れていないことへ気づいた。勇気を出して教室で辞める経緯を話した。暖かいメールが届き，たくさんの友人ができた。「今は変えられぬこと」として母親からの否定的言葉を書き出し「ただの文字」として見ると傷つきが減ること，変えられぬ失望が3日ほどで低減する体験をした。母親を一人の女性として認め，変化するタイミングを待つことにした。単位制高校へ転校。親子面接で，「父は複雑で貧しい家庭で育ち劣等感が強く，子どもには同じ思いをさせぬ様に仕事に精を出していたが，今は家族全体をみた方が良いと反省している」と知り，父の行動の意味を文脈として理解し，自分への愛情も感じることができた。「全体を観て気配りで

き，自分の体験・境遇を受け入れ，無理しない臨機応変な格好いい人」を目標にした。「今・ここ」でできることを工夫して楽しむ様になった。「悩みはそのままに作業を続けるとストンと腑に落ちる時がある」と語った。母親と離れ父方祖母宅で生活することにした。祖母はゆっくり話を聴いてくれ気持ちが伝わり嬉しかったが，反面気持ちが伝わらぬ母親への怒りに悩んだ。「治っては駄目だ，お前は幸せになれぬと心の中の母が言う」と混乱し，過食嘔吐が出現した。クリニックで看護師に抱きつき大泣きする日が続いた。看護師は情緒的に応答し，抱きしめ呼吸を合わせ落ち着くまで寄り添った。傍らで戸惑っていた母親も子どもを抱きしめる様になり，過食嘔吐は消退した。「母と繋がる感じがしてやっと受け入れられた気がする」と語った。その後母親から「自分は人の気持ちを察することが苦手で子育てが解らずに必死に周りの真似をした。今発達障害であるとわかり勉強をしている」と聴き，不器用な母親の行動の意味がわかり，自分への愛情を感じたと泣いた。「母も幸せになることが自分の幸せに欠かせぬと気づいた」と笑顔で語った。現在親子3人で安定して暮らし症状はない。「あるがままの自分でよく人を見返したいとは思わない，激しい感情即高いエネルギーであり色々体験したい」と語っている。

II 「受容・認証と変化」による弁証法的成長過程

1. DBTにおける認証（validation）と受容（acceptance）について

　認証の本質は，治療者が患者に対して，患者の反応は現在の生活状況において当然のことで理解可能だと伝えることと反応の中の患者の価値ある思考・正常な情動反応・能力を探ることである。認証戦略には，①情動認証，②行動認証，③認知認証，④チアリーディングの4タイプがある。それぞれ認証戦略チェックリストがあり実践しやすい。認証は，変化戦略との間のバランスのためであり，患者が自分自身を認証することを教えるために必要である。他方，治療者が患者に変化することを教える状況の中で，あるがままの患者を受け入れる必要がある。受容を強調することは，東洋の禅の方法を西洋の心理学実践と統合することから生じる。「変化のための相対的な受容」ではな

く「絶対的な徹底した受容」であるとLinehanは述べている[1]。「受容」とは「あるがままの患者を肯定し受け入れ、安心感で包み込む」ことであり、これをベースに認証戦略を展開していくことになる。「受容」は、森田療法の「あるがまま」の受容に近い。また「受容」は間身体性の身体感覚レベルであり、「認証」は間主観性の言語レベルの受容とも言える。

2. 治療者の患者受容と認証戦略

　DBTでの問題行動とは、制御不全な感情に対する直接的な反応として起きたり、制御不全な感情反応を制御する機能を持つと考え、感情体験の文脈で検証していく。症例では、行動連鎖分析を行い患者の感情・身体反応・思考・認知・行動を観察し非判断的に説明する手助けをし、これらの反応が妥当で理解できることを情緒的に応答しながら伝え、また現在の出来事や問題行動の中にある能力や行動レパートリーを探り支持する認証戦略を行った。また傾聴しつつ日誌を用い生活を客観的に観察し、観察されたことを分析・整理しながら治療者の考えを伝え肯定的評価を行い認証した。また現在の反応を必然化させている学習経験や生物学的要因（感情の激しさ、身体緊張反応等）を特定し、さらに取り組み易い腹式呼吸法をともに行い感情の消退を観察することで、間身体性の共感・共振を深め受容した。その後に患者のこうありたいといった願望に沿い、内在する苦痛と困難性を認証しながら解決法分析を行い、共同作業しながら支えていった。

3. 患者の自己受容と認証スキル

　DBTは感情に関連し、反応を誘発する刺激と結果として生じる刺激、および機能不全な感情と結びつく無効な行動傾向を減らすことに焦点化する。マインドフルネススキルで辛い感情・身体反応へ気づくことや苦悩耐性スキルで感情に耐えることに焦点を当て受容を促す。症例では、食事・家事・身体像でマインドフルネスの把握スキル（観察、叙述、関与）と対処スキル（非判断的に効果的に1つのことに集中する）を実践させた。さらに「感情の心」と「理性の心」を客観視させ「賢い心」へ統合することを説明した。過食嘔吐・自傷時の行動連鎖分析を行い、「怖い」のような一次感情を主体に感情体

験を掴むことを指導し，受容し耐え，役立つことや方法を実践すること（ウィリングネス）を苦悩耐性スキルで指導した。「今，ここ」の作業に感情・身体感覚を意識し専念させることで観念へのとらわれが減り，身体状態が意識化され，身体保持感と運動主体感を獲得することで自己感が回復し自己受容され，症状が軽減した。しかし生活拡大に従い激しく複雑な感情が増すと症状が再燃した。その都度，感情調整スキルで激しい感情を低減させることや対人関係スキルで感情の覚醒を激化させる対人関係を変化させることに焦点を当て感情反応を適応的にさせた。一次感情・対性の願望・身体感覚・思考を認証し自己受容しながら，非判断的に行動分析・解決法分析し各技法を用い行動を変化させ，さらに「感じ－直観の行動（賢い心）」が増えることで生活が豊かになり症状が消退した。

4. 他者・自己・関係性の受容と自立へ

　中道を歩むスキル[3]で自己と他者の認証や弁証法的思考・行動の練習をさせた。友人と会い相手を認証しながら気持ちを伝え，さらに間身体レベルでの共振・共感を得て受容し受容された感覚を獲得した。また父親の行動を大局的に文脈として認証し，行動の中に愛されている自分を認証することで父・自分・関係の受容ができた。機能不全であった母子関係は否定的な「心の母の声」を観察・認証し，また母親の行動の意味を文脈として認証することで「心の母の声」が肯定的に捉えられ，母親を一人の女性として認められた。さらに分離不安が高まり症状再燃した際に，母親から抱きしめられ身体レベルで受容されたこと[6]で分離不安や症状が消退した。母親の「かくあるべし」と自分の願望との矛盾が，父親の考えを取り入れ母親に受け入れられることで止揚統合され，自分・父母の考えの中道の生き方が可能となった。またWallon[8]が言う「融即から，自我（定立）と自我の対として常に存在する社会的自己（反定立）」を認証し統合しながら，母親にあるがままの自分を受容されることで，安定して自立へ踏み出したと考えられる。

おわりに

　我が国での日常臨床での行動療法[9]では受容と変化の均衡をとり治療を行うことは自明である。東洋の身体文化的背景や弁証法的治療観を持つ森田療法[7]が素地としてある故かも知れない。近年時代変遷に従い「自明なこと」が治療者－患者間で薄れている印象を受け、Linehanが受容と認証の技法を示したことは有用である。著者らは変化を促す行動療法を「図」とし受容を促す森田療法を「地」とし、DBTの技法を採用し、さらに間身体レベルの身体技法を重視しあるがままの受容、変化のバランスをとっている[4]。

文献

[1] Linehan MM: Cognitive-Behavioral Treatment of Borderline Personality Disorder. The Guilford Press, 1993.（大野裕監訳）境界性パーソナリティ障害の弁証法的行動療法．誠信書房, 2007.

[2] Linehan MM：Skills Training Manual for Training Borderline Personality Disoreder, 1993.（小野和哉監訳）弁証法的行動療法実践マニュアル──境界性パーソナリティー障害への新しいアプローチ．金剛出版, 2007.

[3] Miller AL et al.: Dialectical Behavior Therapy with Suicidal Adolescents, 2007.（高橋祥友訳）弁証法的行動療法──思春期患者のための自殺予防マニュアル．金剛出版, 2008.

[4] 竹田康彦：さまざまな障害, 治療の場において──摂食障害──．専門医のための精神科臨床リュミエール11, 中山書店, 2009.

[5] 内村英幸・竹田康彦：弁証法的行動療法と森田療法の治療観と戦略．精神医学, 54；366-368, 2012.

[6] 内村英幸：間身体性と身体技法──安心感・自己感の育成──．精神療法, 38；231-232, 2012.

[7] 内村英幸：弁証法としての森田療法──矛盾から無へ, 無から「あるがまま」へ──．精神療法, 39；409-416, 2013（第9章　掲載）.

[8] Wallon H: Rapports affectifs; les émotions, 1938, Importance du movement dans le development psychologique de l'enfant, 1956.（浜田寿美男訳編）ワロン／身体・自我・社会．ミネルヴァ書房, 1983.

[9] 山上敏子：方法としての行動療法．金剛出版, 2007.

第7章

マインドフルネスを実践する
弁証法的行動療法と森田療法

はじめに

　境界性パーソナリティ障害（BPD）を対象にした弁証法的行動療法（DBT）と神経症を対象とした森田療法の治療観は非常に類似している[14]。森田療法が弁証法的精神療法であることは，第9章で詳細に述べた。DBTの治療プログラムの大半は，認知行動療法のテクニックを適用している（問題解決，暴露法，スキルトレーニング，随伴性マネージメント，認知修正）が，この反面，「弁証法」に重きを置いている。「あるがまま」に患者を受容し，治療関係を重視し，観察－マインドフルネス－非判断というDBTの信条は，禅の瞑想の研究と実践に由来しているとLinehanは述べている[7]。認知行動療法の要素化，焦点化，知性化，構造化してゆくdoingモードと禅や森田療法における全体化，脱焦点化，脱知性化，脱構造化してゆくbeingモードは相反する方向である。しかし，人の発達過程をみると，beingモードとdoingモードは，相互に螺旋状になりながら弁証法的に成長していると見ることができる。いかにbeingモードとdoingモードを見極めながら介入し，治療を展開してゆくかである。DBTは，認知行動療法と森田療法の橋渡し的位置にあると考えられる。事例を示しながら検討したい。

I　弁証法的行動療法でのマインドフルネス

　当院の竹田は，行動療法のエクスパートで10代の思春期事例を中心に治療している。発達途上にある思春期の治療では，認知行動療法的に1つ1つの問題に対して対処スキルを学習させ構造化してゆくことが求められる。この

94　第Ⅰ部　弁証法的治療の実践

反面，学習したスキルを汎化してゆくには，脱構造化させ柔軟性を身につけてゆくことが必要である。

　症例Ａ：過食嘔吐，暴力自傷を繰り返し，自分がわからないと訴える若者の治療過程で，DBT的展開が必要になる。

1．患者の受容と弁証法的協調関係

　患者を理解し肯定的に支持し，矛盾が内包する健康な力を持つ患者をそのまま受容した。緊張を軽減する身体技法を行い，感情は放置しておくと消退してゆくことを観察させた。その後，症状の行動連鎖分析を行った。不快刺激→激しい一次感情（恐怖，怒り，悲しみなど）→身体緊張反応→何とかしようとするができない→過食→腹部不快感・肥満恐怖→嘔吐→一瞬すっきり感→激しい自責感でイライラ→混乱し自傷→一時ホットする→罪悪感・空しさ→悪循環を示し納得した。解決法分析を行い，目標として，①過食嘔吐，自傷行為を減らす，②激しい感情と身体緊張をほどよくする，③食べると太るというボディーイメージの修正，④自分を認められる生活を作ることを共同作業で決めた。

2．自己受容──症状への行動療法，マインドフルネス，苦悩耐性スキル

(1) 過食嘔吐：①4時間ごとの分食，②色，形，匂い，味を実況中継し，じっくり食事し（食のマインドフルネス），食後腹式呼吸することで肥満恐怖が軽減することを観察し，祖母から家事を習い嘔吐衝動をやり過ごした，③夜9時から30分「過食自由タイム」とし，過食衝動は後回しにして，一次感情の「怖い」を発声し，「今この瞬間だけ」と嘔吐を止め，「今・ここ」の家事に専念させた。「過食タイム」は，テレビに集中し過食嘔吐を制御できるようになった。鏡の前で頭から足首まで全体を観察し叙述させた。「部分は絶えず変化していると感じるが，全体は大差ない，全身を見てバランスを整えることが大切だ」と認知の仕方が変化した。ボディーイメージの修正が見られだした。

(2) 家事など頑張っているが，認めてくれないと感じる母の言動でモヤモヤして自傷することが行動連鎖分析でわかった。一緒に家事を行い，「ご苦労さん」と毎晩給料をもらうことで評価をわかりやすくした。「母をバイトの店長

と考えやり過ごす」や達成感を得て，激しい複雑な感情は一次感情の「寂しさ」のみに低減し自傷は軽減した。心理士と「嘆きタイム」を設定した。母親にイライラしたことに対し，その時の状況と非判断的に一次感情，身体反応，思考，行動，結果を観察，描写，叙述し，一次感情の寂しさを嘆き，心理士に共鳴共感してもらい，安心感をえた。一次感情の寂しさは，人と接したい願望であることに気づき，知人と遊ぶようになった。次第に登校しだし，友人が増えたが時々友人関係で過食嘔吐が出現した。この状況の行動連鎖分析で，感情調整スキル，対人関係スキルの問題解決へと展開していった。

　ここに治療初期・中前期における「過食嘔吐」の治療で，「過食タイム」設定で過食嘔吐衝動を先送りし，味覚・呼吸のマインドフルネス，森田療法的作業として家事に専念，テレビに集中し切り替えが可能になり過食嘔吐を制御できるようになってゆく過程を示している。さらに，「嘆きタイム」を設定し，心理士と一緒にマインドフルネスに観察，描写，叙述し，一次感情を発散し負の連鎖に陥ることを防ぎ，その背後にある願望に気づき友人関係を広げていった。このように，未発達な思春期事例では行動療法的に1つ1つ細かく解決法を具体的にし，「過食タイム」「嘆きタイム」「鏡の自己像」などを設定しマインドフルネスの「観察と気づき」と「今，ここ」に注意を集中する技法を展開していった。治療中後期・後期では，対人関係スキル，感情調整スキルを学習し，後期に「良い子にしろ」という「心の母」に従うと「あまのじゃく」と感じ，願望に従うと「わがまま」と感じて悩むと語る。「心の母」は自分の理想で恐怖であるが，自分の一部と気づいて納得できたら周囲が気にならなくなった。しかし，気持ちが伝わらない母への怒りに悩んだ。「治っては駄目だ，お前は幸せにはなれぬと心の母が言う」と混乱し過食嘔吐が出現した。クリニックで看護師に抱きしめられ人泣きする日が続いた。傍らで戸惑っていた母親も子どもを抱きしめるようになり，過食嘔吐は消退した。「母と繋がる感じがしてやっと受け入れられた気がする」と語った。母親から「自分は発達障害であるとわかり勉強している」と聞き，母親の不器用な行動の意味がわかり，自分への愛情を感じたと泣いた。「あまのじゃく」な自分も「わがまま」な自分もあるがままに受け入れられたという母子の間の

絶対的受容を基盤に安定し，「あるがままの自分でよく，激しい感情即高いエネルギーであり，いろいろ体験したい」と語って，矛盾を抱えながら前向きに生活し安定していった。

　小括：森田療法的擬似家族構造の場（ショートケア）で，看護師や心理療法士によって，あるがままに受け入れられてゆく過程が，母親のモデリングにもなっている。竹田は，受容を促す森田療法の治療の場を「地」とし，DBTを採用した行動療法を「図」として，両技法を用いている。この事例の治療経過の詳細は第6章[12]を参照してほしい。

II　森田療法でのマインドフルネス

　筆者は，20歳代の青年期の神経症を主な対象に森田療法を長年実践してきたが，境界水準の人にどう対処してゆくか検討してきた。森田療法は，神経症を対象にした治療法で，BPDを対象にしていない。しかし，森田療法とDBTの治療観は非常に類似している。ヴィパッサナー（VP）瞑想法と行動連鎖分析を併用することによって，分裂（スプリット）してゆく負の連鎖過程を分析し，一次感情（純な心）の「気づき」を促し，分裂に対処するスキルとして「今，ここ」に注意を集中するマインドフルネス[2,5]と森田療法の作業を重視している。知的で神経質傾向の強い人にこれらの技法を実践してきた[13]（第3章，第4章参照）。最近の事例を示したい。

　症例C：自傷，暴力が止まらない，拒食・過食−過活動で仕事が続かない。
　高校1年から摂食障害で治療受ける。週1〜2回，暴れて部屋を散乱させ母に暴力が出るようになる。大学入学後も母への暴力，リストカット（リスカ），過量服薬続くが卒業した。機関の会計士の資格をとり勤めるが2〜3カ月でやめ，4〜5回繰り返した。その後引きこもる。この間も治療を続けるが変わりなく当院を受診した。週1〜2回，良い子でいるか悪い子でいるか，母への暴力，父母への暴言，リスカ頻回，寂しいと母にべったりという。

1．患者の受容と一次感情（純な心）への「気づき」

　「人は皆良い子と悪い子の矛盾した両面を抱えて生活している。あなたらしく頑張り屋の個性を大切にして磨いてゆくことです」と肯定的に受け入れ支持した。この言葉が印象的だったと日誌に書いている。森田療法では「神経質は細かい配慮ができる良い個性です，神経質を磨きましょう」と絶対的肯定と受容が基本的なスタンスにあるので，矛盾こそ発展して行く原点であるという弁証法的考え方はDBTと共通している。①自分の部屋で過ごす時間をつくる。好きなこと：アロマ，ハーブティー，音楽など（香り，味，音など五感）に注意を集中し，リラックスする。②瞑想法で心の状態を観察，描写，叙述し，状況→一次感情→思考→行動→感情の負の連鎖を日誌に記載する。矛盾を抱える力をつけてゆくため，最初の一次感情（純な心）に気づき，対処できるよう受診時共同作業することを決めた。週1回は大声でわめいていると母よりクリニックに電話がある。週1回受診し，共同で行動連鎖分析し最初の一次感情に気づいて対処できるよう根気よく繰り返し，「感じ－直観」を育成していった。

2．マインドフルネスと身体感覚

　治療6カ月目：こだわりを切り替えるためジムに入会する。しかし，体重測定で肥る恐怖に陥る。強迫的に運動→体重減少→ものすごく疲れる→食べる→すぐ寝る→肥る恐怖→強迫的に運動……の悪循環に陥る。今までのバイトの時，仕事に強迫的に追い込む，肥らないため食べない，痩せ過ぎてパニックになり2～3月で辞めていた。

　対処：①ジムしばらく中止，体重測定禁止：楽になる。②食事は3回とる。20分かけてよく噛み味わいながらゆっくり食べる：食のマインドフルネス。③時間決めて間食取る：やけ食い止まる。④散歩：気分転換になる。⑤温泉行き，マッサージ：気持ちよかった。⑥シャワーの後で身体を弛めて野口ぶら下げ体操や半身浴：緊張ほぐれる。⑦疲れすぎないよう，身体感覚を掴むためボディースキャンする。

　7カ月目：兄帰省，兄と父に深夜4時までつき合った。兄が帰った後，これ以上頑張れない，何もできないと自信なくし，イライラして母へ暴力が出た。

母が死んだらどうしようと以前治療受けていた病院に入院しようと受診したが，対応できないと断られたと受診してきた。経過を分析し，頑張りすぎて疲れているので休息を取ろうと話す。何もできないというが，入浴できた，受診できたなどできたことも書き出し評価した。1カ月前，話し盛り上がったが，疲れてしんどかったので，「先に寝る」といって22時に寝た。早めに対処でき休養になったと日誌に書いている。この感覚振り返って見る。何でも頑張りすぎるので2時間以上続けない。疲れた感覚をつかむためボディースキャンして身体感覚をしっかりつかむことが大切と指示し，実行していった。この限界状況がターニングポイントになったようだ。「気づき」を高め身体感覚をつかめるようになっていった。

3.「感じ－直観」で行動

治療8カ月目：「感覚」で肥ってないと思える。少しお腹空いた感じ，美味しい饅頭1個ゆっくり味わって食べた，甘いコーヒーのがぶ飲みを中止し温かいお茶をゆっくり味わってホッとした。昨日少し食べ過ぎた感じなので今日は少しセーブした（「感じ－直観」を大切に行動したことを評価：自然な身体感覚の再生で生理的レベルのボディースキーマが修正され，心理的レベルのボディーイメージが修正され客観視される）。

9カ月目：リスカ傷跡見て悲しくなった。ぐっと堪えていたら頭の中がワーとなり，リスカしたくないとボロボロ涙出していたら素直にシクシク泣いて感情出したらよかった。悔しい，泣く，素直に泣ける感じで泣く質が変わった。以前は，こうなったのは親のせいだとあてつけにリスカして泣きわめいていた（悲しいことは悲しいと素直に受け入れ泣けたことを評価）。

1年目：働けるか，結婚できるか，私は親にとって邪魔ではないか，今解決できないことをぐるぐる考えるのだと気づいたらスーとした。今日やれることをやろう。知人からバイトの話があった。1月後，週3日，午前中4時間のバイトを始める。

4. 矛盾を抱え「今，ここ」を生きる

バイト6カ月目（本人の要約）：①対人関係：スタッフとは嫌な時でもうまくやってゆかねばならない→妥協：自分が折れる，聞き流す，良い意味で適当につき合う→親との関係にも上手に実行できてくる。②職場：不満も「自分の成長のため！」とプラス思考できる。③身につけたこと：1) 負のスパイラルに陥らない方法：a. 浮かんでくることを，今考えても答えが出ない→考えない‼ b. どうしようもない→切る‼ c. 「今」必要なことをする。2) うまくゆくとハイ傾向になり疲れて反動が怖い，ハイテンションは禁物：a. 生活リズム重要：21時寝る準備，22時寝る，b. やりたいことあっても中断し過労を回避できる。

バイトをはじめても拒食・過食－過活動は見られなかった。しかし，強迫的に仕事をして，帰宅後呼吸困難発作を起こすことが頻回にあった。リスペリドン液で対処しながら，ボディーチェックで力の入れすぎに気づき，仕事のテンポをゆっくりし，身体を弛める筋弛緩法，呼吸法，半身浴，野口ぶら下げ体操などで対処できるようになった。1年後給与の不満も，タイミングを見て正しく伝えるため紙に書いて社長に渡して話をして給料アップしてもらった。対人スキルもうまくなった。3年バイト続けすっかり安定した。

小括：知的で神経質傾向の境界水準の人に，瞑想法と行動連鎖分析などDBTを森田療法に併用し，一次感情（純な心）に気づき，「感じ－直観」で対処することを徹底して試みた。「今，ここ」に注意集中する没我体験によって自然な五感と身体感覚が再生され，認知レベルが修正されてくるボトムアップの技法である。

Ⅲ　マインドフルネス：ヴィパッサナー瞑想法

筆者は，マインドフルネス瞑想法の原典である原始仏教（上座仏教）のヴィパッサナー瞑想法（観察・気づきの瞑想法）を用いている[2]。次々に連鎖してゆく妄念の世界を切り捨ててゆくため，呼吸，食，香り，音など五感や身体感覚に注意を集中し，注意を転換し，唯事実のみを受け取ってゆく訓練である（第4章参照）。事例で示したごとく，衝動行為が出現したら，この瞑想

法でこの時の状況を再現し，観察，描写し日誌に記載する。受診時，この日誌をもとに共同で行動連鎖分析し[11]，最初の情動（一次感情，純な心）に「気づく」ことが不可欠になる。この一次感情は誰にでもある感情（不安，怒り，嫉妬など）であり，ここで止めることが分裂（スプリット）を防ぐ中核の技法であることは，事例の変化の過程で示した。この技法をすすめてゆく背景に，治療者，家族あるいは森田療法的ショートケアの場で，スタッフやメンバーから「あるがまま」に受け入れられている関係性が重要になる[13]。

DBTマニュアルに導入されたマインドフルネスには，自分の心の状態を把握するスキルと自分の心の状態に対処するスキルが記載されている[8]。特に対処スキルと目標は森田療法と同じである。しかし，体験と一体化して自己を忘れること，あるがままに受け入れること，あるいは，傷つけたり役に立たない感情は手放すことなど価値観や知的操作がしばしば強調されている。しかし，知的操作は否定しなければならない。「あるがまま」に受け入れることは，「今，ここ」に注意を集中する体験を繰り返すことによって対象と一体化し，我執も価値も没却し，一切の知的操作を離れてはじめて自然に生じてくる体験である。さらに，最初の情動（一次感情）は適応的であるが，二次的反応を減少させるには，最初の情動に暴露することが必要であり，情動反応へのマインドフルネスは暴露テクニックの1つだと考えているとLinehanは述べている[7]。しかし，一次感情に気づき，ここで負の連鎖を切って放置し，注意を五感や身体感覚に集中するVP瞑想法の技法をマインドフルネスと筆者は考えている。これは，没我体験を介して脱知性化し，自然な身体の感覚の再生（健康な生理的スキーマの回復）と「感じ−直観」（純な心）の体得を目的としている。この点，DBTの考えは，行動療法的理論に留まっている面が強いようである。マインドフルネスは，森田療法の「事実唯真」と同じであり，「不安は唯不安，それだけ」と「一次感情」を受け入れ前向きに生きてゆく心境である。この時，「善」か「悪」という二者択一に分裂する自己や他者から「双方あるが同時にない」という絶対矛盾の同一への弁証法的統合止揚が生じる。仏教思想の「矛盾のまま無心」，「有即無」「無即有」に通底している。

Ⅳ　マインドフルネスと脳に関する心理教育

「今，ここ」に非判断的に注意を集中する瞑想法による脳機能の変化について，脳画像解析や脳磁図解析で解明されてきた。短期実践（初心者）では，認知療法と同じく前頭前野（PFC）領域を活性化させ，情動を生み出す辺縁系（特に扁桃体）の活性を抑制するtop-downの情動統制機構が働く。他方，長期実践者（熟練者）では，自己表象，自己評価や自伝的記憶など心的自己に関連した安静時の基本的自己意識（デフォルトモードネットワーク：DMN），特に，内側ネットワーク（皮質正中内側構造CMS：PFC－前部・後部帯状回－内側頭頂葉皮質・楔前部）[16]の脱活性化によって，PFCの活性化なくして辺縁系の活性化を抑制するbottom-upの情動統制にシフトすることが示さ

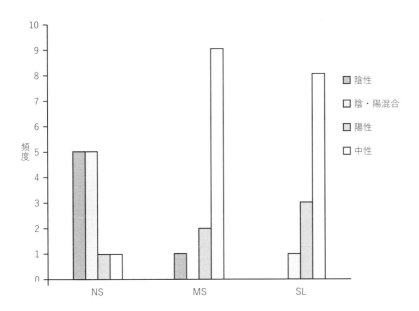

図7-1　瞑想法による異なった自己状態での情動内容

NS (narrative self)：ナラティヴな状態，MS (minimal self)：「今，ここ」に集中した状態，SL (self-less)：無我, 空の状態，頻度：各状態の体験者数 (Dor-Ziderman Y et al.：Front. Hum. Neurosci., 2013 より引用)

れている[1]（第11章注3，第12章注9参照）。

　図7-1は，ヴィパッサナー瞑想法の長期実践者12名の自己意識状態と情動内容の変化について，脳磁図解析での脳内ネットワーク機能との関連についての報告である[4]。NS（ナラティヴな自己）の状態で広範囲の前頭葉特に内側前頭前野（MPFC）のγ-バンド（60-80Hz）のパワーの減少をもたらした。MS（今，ここのミニマルな自己）の状態は，心的自己に関与する皮質正中内側構造領域（CMS）と下頭頂葉（IPL）のβ-バンド（13-25Hz）パワーの減少と関連していた。さらに，SL（selfless：無我，空の状態，身体保持感の欠如）の状態は，身体主体感，身体保持感に関与する右IPL（下頭頂葉）のβ-バンド活性低下と関連しているのは興味深い。NSを意識化した時の情動が陰性状態5名，陰陽混合状態5名，中性（ニュートラル）陽性状態各1名は，MSを意識化した時，中性10名，陽性1名，陰性1名と劇的に変化し，SLを意識化した時には，陰性状態の人はいなかった。瞑想によって陰性感情は主にニュートラルな中性感情に，一部は陽性感情に変化した。これと同時に脳の特異な部位の活動も変化していた。

　BPDの人では，PFCの活性低下と扁桃体の活性化が見られ，脱抑制の傾向を示し[10]，感情を言語確認（ラベリング）することによってPFC領域は活性化され扁桃体の活性化が抑制されることも示されている[3]。「今，ここ」に注意を集中するマインドフルネスの有効性についてのこれらの資料を用いて説明している[15]。

おわりに

　DBTでのマインドフルネスは，基本的にはヴィパッサナー瞑想法であるが，筆者らが重視する一次感情で「サティ」（気づき）を入れるのは強調されていない。心の流れを観察，関与し非判断し，手放してゆく技法もあるが，それに耐えられる人は良いが，耐えられない人は衝動行為に陥る危険性が大きい（第3章参照）。DBTの解釈には認知行動療法的doingモードをぬぐいきれない。しかし，ヴィパッサナー瞑想法での一次感情（純な心）への「気づき」と五感，身体感覚を介しての脱知性化，没我体験による「身体知」は注目す

べきである。森田療法での作業という日常生活の実践による脱知性化，没我体験による「身体知」とは別の技法である。しかし，自己矛盾を統合止揚し，「今，ここ」を「あるがまま」に生きるという「身体知」の到達点は同じである。両技法を併用する治療的意義がここにある。

　さらに，脳磁図や脳画像解析などの発展による神経現象学（neurophenomenology）の登場は，脳に関する心理教育を可能にしてきた[9, 15]。マインドフルネスは，西欧の「理性的知」と東洋の「身体的知」の対話のみでなく，「心」と「脳」の対話も促している。心と脳を媒体するソマティック心理学（somatic psychology）は，今後ますます重要になると思われる[6]（第9章，第11章，第12章参照）。

文献

[1] Chisa A, Serretti A And Jakosen JC: Mindfulness; Top-down or bottom-up emotion reguration strategy? Clinical Psychology Review, 33; 82-96, 2013.

[2] 地橋秀雄：ブッダの瞑想法――ヴィパッサナー瞑想の理論と実践，春秋社，2006.

[3] Creswell JD, Way BM, Eisenberger NI et al.: Neural correlates of dispositional minndfulness during affect labelinng, Psychosomatic Medicine, 69; 560-565, 2007.

[4] Dor-Ziderman Y, Beerkovich-Ohana VV, Glickson J and Goldstein A: Mindfulnessinduced selflessness; a MEG neurophenomenological study, Front. Hum. Neurosci. 7: 582 Doi: 10.3389/fnhum. 2013.00582.

[5] Kabat-Zinn J: Full Catastrophe Living, The Bantom Dell Publishing, 1990.（春木豊訳）マインドフルネス・ストレス低減法．北大路書房，2007.

[6] 久保田隆司：ソマティク心理学．春秋社，2011.

[7] Linehan MM: Cognitive-Behavioral Treatment of Borderline Personality Disorder. The Guilford Press, 1993.（大野裕監訳）境界性パーソナリティ障害の弁証法的行動療法．誠信書房，2007.

[8] Linehan MM：Skills Training Manual for Training Borderline Personality Disoreder, 1993.（小野和哉監訳）弁証法的行動療法実践マニュアル――境界性パーソナリティー障害への新しいアプローチ．金剛出版，2007.

[9] Siegel DJ: Mindsight; The New Science of Personal Transformation. Mind Your Brain Inc., 2010.（山藤菜穂子，小島美夏訳）脳をみる心，心をみる脳：マインドサイトによる新しいサイコセラピー．星和書店，2013.

[10] Silbersweig D, Clarkin J, Goldstein M, et al.: Failure of frontolimmbic inhibitory function in the conntext of negative emotion in borderline personality disorder. Am J Psychiatry, 164; 1832-1841, 2007.

[11] 田中緑：感情障害を対象とした集中的通院のおける認知行動療法のプログラム——米国マックリーン病院における実践．精神医学, 52；1123-1129, 2010.

[12] 竹田康彦, 内村英幸：二つの受容をめぐって：弁証法的行動療法の立場から——「受容」と「変化」について．精神療法, 39；845-850, 2013（第6章　掲載）.

[13] 内村英幸, 松尾顕二：森田療法における病態と介入のポイント——特に「純な心」について，精神療法, 37；287-292, 2011.

[14] 内村英幸・竹田康彦：弁証法的行動療法と森田療法の治療観と戦略．精神医学, 54；366-368, 2012.

[15] 内村英幸：境界水準の人の対処法——「感じ‐直観」をみがく瞑想法と脳に関する心理教育．九州神経精神医学誌, 61；82-86, 2015.

[16] 矢追健, 苧坂直行：自己を知る脳——自己意識を支える脳．（苧坂直行編）自己を知る脳・他者を理解する脳．73-110, 新曜社, 2014.

第8章

認知行動療法・マインドフルネス・森田療法の統合へ
身体技法を基盤にした若者の治療

はじめに

　最近の若年患者は，症状が多様化しており，支えが希薄で2者関係以前の問題を抱えている。患者は他者・自己の存在に怯え，他罰的・自己愛的であり，生活スキルが身についていない。心理社会的困難に直面すると感情や衝動を制御できず，過食・嘔吐や自傷行為，洗浄強迫や確認行為に始終し，漠然とした視線恐怖・加害恐怖やパニック発作から引きこもり，些細なことで暴言・暴力を行うが解離して覚えていないと言う患者が増えている。背景に親子が身体レベルで共鳴しつつ言葉レベルで理解を深めていき，身体的存在，精神的存在としての自己を養い，養育と教育をほどよく調和させる感覚・直感の軽視がある。さらに，幼少期からゲーム，ネット，メディアに晒され，体験している自己の身体感覚や感情・行為・知覚の意味を微調整しカテゴリー化しつつ身につける機会（体現化）を奪われ，直接体験が減ることで行動と感覚を一貫性のある全体へ統合する学習ができずに自分が何者であるかがわからなくなっている。また，他者との身体感覚レベルでの共感・共鳴ができぬまま複数の相手と表面的で多様な関係を結ぶために，多価的だが未統合で脆弱な自己が形成され，安定した関係発達による自己意識や他者意識が育たぬ環境がある。若年患者の治療では，言語レベルではなく，まず身体レベルの精神療法が求められる。

　筆者は，あるがままに感情や身体を受容し，生きる態度や姿勢を養う森田療法を地とし，症状の軽減や認知・行動の変化を促す行動療法を図とする治療が有用と考え，ショートケアで森田療法的な家族的治療構造を保ち，身体知をいかした森田療法を治療の大枠とし，各症状は行動療法の技法で治療し

ている[11]。受容と変化という相矛盾する方法の導入は弁証法的行動療法
(DBT)[5] を採用することで混乱を防ぐことが可能と感じており，事例を示
し検討したい。

I　症例提示

症例：M

主訴：本人「面倒臭い」「自分がわからない」

家族構成：父親は厳格で癇癪持ち，仕事人間。母親は教師で，不安が強い。
5歳上の兄は気性が荒く，家庭内暴力が激しかったが，現在他県で生活。

生活歴，現病歴：出生時発達異常なし。元来好奇心旺盛で活発，心配性で，
完璧主義。幼少期から厳格な祖母に養育された。衝動的言動多いため，よく
叱られた。友人は多く成績上位。小学校5年時に祖母が他界，また大学進学
を巡り兄と父母が衝突し家庭内暴力が激しかった。兄のようになるなと塾に
通わされ，中学受験勉強が忙しくなり，次第に明るさを失った。合格後の母
とのデイズニーランド旅行では楽しそうであった。中学入学後は仲良しグルー
プができ，帰宅後は深夜まで始終ネットでやり取りし成績が下降した。中学
2年時に，ネットに悪口を書かれ，学校で緊張する様になった。「あなたが書
いたのでしょう」と友人に執拗に訊くため，周りから疎んじられ孤立し不登
校となった。自室で横臥してスマホをみる生活となった。保健室登校した日
は，帰宅後長時間手洗いと入浴をし，制服を母に洗濯させた。また太ること
を気にしてダイエットをしたが，次第に過食が出現し嘔吐する様になった。
中学3年時は「人が怖い」と全く外出せず一日中動画やゲームをして過ごし，
咎める母親に暴言暴力を振るい夜間に手首自傷をした。複数の精神科を受診
したが，「大丈夫です」「わかりません」としか答えず，母親が状態を報告し
投薬治療を受けた。X年自殺未遂，入院は拒否し，当院紹介され受診した。

1. 治療経過

(1) 治療導入

　初診時は人が怖く，母と夜間に受診。Mは，前屈みで，肩が挙上し，呼吸は浅く，視線を合わせずスマホを触っていた。不本意な受診ではないという。母から経緯を聴きながら，Mに話を振ると「わからない」「面倒臭い」とだけ答えた。同じ状況に主治医が置かれたら，「身体がこうなり，こんな気持ちやこういった考えが湧き，死にたくなる」と主治医に生じる身体感覚・感情・思考を流れとして伝え，同時にMの診察室での姿勢・情動の変化を感じ取る様に努めた。次第に，Mの呼吸がゆっくりと主治医とあい，肩が下がり，涙声で「いつも頭がモジャモジャして自分がわからない，ヒョロヒョロしている感じ。治りますか？」と語った。まず「心地よい状態を一緒に作ること」を提案した。「今は肩こりと手足の冷えが辛い」と訴え，一緒に筋弛緩法と鳩尾をマッサージし半眼での腹式呼吸を行った。「気持ち良い」と笑った。「過食が出ないダイエット法を知りたい」と希望し，過食・嘔吐の悪循環を図示し食事の取り方と動き方を説明した。だるくて動けないというため，ブレインジム[8]を簡便化した体操を指導した。「上手くできないが面白い」と笑った。1日の日課・食事・睡眠の時間，出来事で生じた感情や身体の感じへの気づきを日誌に記すことにした。女性スタッフを紹介し，診察日以外もショートケアを利用することを促し治療導入した。

(2) 安静の時期

　診察では，マインドフルネス[2]の指導を通して身体反応（自身の身体反応の他に共鳴する身体反応や応答する身体反応を含む）－感覚（内・外受容感覚）－感情（フェルトセンス[9]を含む）－本能に基づく衝動（生存，種の保存への衝動）をつかみ抱える練習をした。またDBTによる行動連鎖分析をした。「悲しい」という一次感情に続き，身体が脱力し胃が熱く重く感じ，「モジャモジャ」思考が湧き身体が固まり息苦しくなり，「切り替えよう」とはからうがますますとらわれて怒りが湧き，次第に意識がぼんやりして，過食・嘔吐することがわかった。その流れを主治医がMに示す際に，髪をグシャグシャにして足をバタバタさせた「モジャモジャ」の表現を面白がり，安静室

で身体感覚を叙述しながら「悲しい，モジャモジャする」と発声し，心理士とともにゆっくり髪をグシャグシャ，足をバタバタさせ真似し，スッキリ感を体験し笑うようになった。毎日点滴で来院する様になり，点滴中は心理士と「今・ここ」での身体感覚と一次感情をつかみ，身体の声を聴いてゆっくりと自由に動かし，点滴終了後は看護師がマッサージをして労い，横に座り森田療法の本を読み聞かせた。看護師に寄りかかり眠る様になった。次第に「寂しいから人と接したい」と望む反面「人がいると邪魔」と語り，看護師に抱きつき泣いた。Mの両義的な思いを認証・受容し，呼吸を合わせ看護師が少しずつ力を抜くと，Mも力を抜き，背中をポンポンと叩くと離れ，「安心した」と礼を述べた。DBTによる感情・思考の両義性を認証する練習を加えた。食事・睡眠のリズムが整い，過食嘔吐は軽減した。

(3) 作業の時期

　安静室は退屈といい心理士とゴミ出しや掃除などの作業を開始した。Mが汚いと感じる度合いの少ない作業から段階的に役割を与え，思考・感情は放っておき，目的本位な活動に身体感覚に注意を向け自分の身体に浸りきる（なりきる）ことを指導し専念させ，生きているという核心的で瞬間的な身体的現実の経験である「今・ここ」への気づきを養い体現化を促した。作業後は，DBTの感情調整スキル・苦悩耐性スキルを指導し，手洗いせずに心理士と不安の軽減をモニタリングさせた。行動分析し感情・思考を客観視させ，「一次感情と相即としての願望」を森田療法の「純な心」として説明[12]して掴み，願望に沿った「今ここ」でできる活動に強迫行為をせずに専念させることが，治療の動機づけを高めた。同様に作業中に「他人に悪く思われないか」といった考えは，「逃げたい」恐怖と「認められたい」願望を認証しつつ「今ここ」での作業に打ち込むことで軽減する体験をさせた。次第にMは内面の言語化が増え，「人一倍の悲劇のヒロインで一目おけと周りに怒り・攻撃する自分」と「嫌われないかと怯え良い子を演じる自分」がいて混乱すると語った。悲劇のヒロインと良い子，怒りと怯えの両義性を自然であると認証するとポロポロと泣いた。「将来心理士になる。誰よりも人の気持ちがわかるから」と目標を語った。さらに父と兄の喧嘩や祖母の叱責のフラッシュバックで身体が

硬直すること，デイズニーランドの帰りに震災に遭い，一晩空港で過ごした恐怖体験を語った。Levine の身体技法[4] により「逃げる」ゆっくりした反復動作を行い，また EMDR[10] を身体・感情反応が低減するまで行った。「もう過去のことなのだ。私は駄目じゃないのだ」と語った。意欲的にパン作りのショートケアグループに参加した。Ogden の身体技法[7] によるセンタリング・グラウンディング・ボーダリングの指導をし，足腰を据え身体の中心から生地をこねる方法や生地の触覚の変化や行程での良い五感に注意を向ける作業方法を看護師が実践指導した。「全身を使うと疲れず心地よい」と語り，家でも母親と家事を行った。身体の使い方や感覚に注意を向けることでマイナス感情・不安や「モジャモジャ思考」を断つことができると語った。単位制高校に進学し登校するようになった。

(4) 生活拡大の時期

　高校では，べったりするか全否定されたと喧嘩する，0 か 100 かで一喜一憂する対人関係がめだった。認知行動療法での認知修正を繰り返し，「人には色々な要素があり時間・場面により表に出る要素が変化すること」や「あの時偶然相手は○○の要素が出ていただけ」と区別可能になった。わからない時は相手を観察し表情・姿勢・行動を真似して湧いて来る感情を掴む練習をし，次第に相手の思いがわかるようになった。懸念していた SNS 上のやりとりは，同様に送信する相手の状況を想像し姿勢を真似し，湧いて来る感情を掴み，返信したい内容をいったん紙に書き，間を開け，DBT の対人関係スキルにより「○○で悲しい，嬉しい」等感情で締めくくる文で書き直し，両者を比較して，相手の立場だったらどちらが良いか確認し送信することで衝突が減る体験ができた。「間を開け一呼吸おく。相手の状況を感じる」大切さに気づき，「対人関係の仕方や自分がわかり，ヒョロヒョロしなくなった」と語り友人が増えた。また家族面接を通して，両親の生育歴や自分への思いを知り，「親も人生を悩んでおり，また私のことは常に気にかけている。親だから文句が言える」と気づき，ほどよい相互認証・受容が可能となり，和やかな会話が増えた。

　現在 M は他県の大学へ進学し，症状は軽快しており，ものごと本位に勉強

とバイトで忙しく生活している。

II　治療過程の考察

1.　治療導入期——身体を緩め合う治療関係

　対話が深まらない若年患者とは，治療者・患者で間身体レベルの相互交流を通した身体技法を用い，感情や身体感覚を掴むことから始める。そして柔軟性を伴った生活の枠組みを作り，身体を使い他者と関わり，直接体験を増やしていく。まず幼児と同様に徹底的に受容し，症状の変化を関係性の中で促し，自立の可能性を育てる一貫した治療が求められる。診察室の対話では限界があり，家庭的治療構造（看護師が母親役，若い心理士が兄弟役）を保ったショートケアが限界を補填する。

　Mは元々不注意や衝動性があり，祖母から厳しく叱られて育ち，良い子であろうと頑張った。母親は仕事に没頭し，Mは甘えたいが甘えられぬ状況が続いた。祖母の死後，Mは，イツメン（いつものメンバー，友達）やサイトに繋がりを求めたが裏切られる。また後に語られた震災でのトラウマ反応も出現し，対人場面を回避し引きこもりスマホずけとなり，観念に囚われ身体性を失い，自己感が失われている。Gallagher [1, 13] は，基本的自己感は身体保持感と身体主体感であり，身体状態が意識化されることで自己感が生じるという。Mは暴力行為・自傷行為・過食嘔吐・強迫行為で，束の間の自分の身体感覚が得られ自己感が回復した。初診時は生活を制限している症状に悩むことはなく，自他の存在への怯えが著しく，身体が硬直していた。治療者側から，ゆっくりと姿勢を整え，腹式呼吸して，身体を緩めながらMについて感じることを伝える過程で，Mも姿勢が整い，身体も緩み，自然な涙を流し視線を合わせた。Wallon [11] は，外界刺激に対する姿勢反応は自己塑形的活動であり，その心的現れが情動であり，主体は自身の姿勢・情動を通して外の現実を意識するという。また姿勢は他者への伝播力を持つ情動の場としている。またMerleau-Ponty [6] は，相互理解の働きは自己・他者・社会が癒合した「根源的なひと」の身体性を通してなされるとし，身体は意味生成の源であるという。姿勢を意識し，身体を緩め合う関係が治療導入に重要であった。

2. 安静期——相互主体性の育成

　安静期では，マインドフルネスで自己の認証・受容を行った。安静室で心理士と「モジャモジャ」を内・外受容感覚に注意を向け，身体を動かし表現するという身体共鳴・共振を通して，身体反応の変化や一次感情の「悲しさ」に気づき，心理士と相互融即し共感と安心感を得ることで両価的な感情や思考をあるがままに抱える様になった。また看護師はマッサージを取り入れ，Mの呼吸にあわせて「働きかけると同時にMに押されている」という能動・受動の反転を意識して行い，Mに説明した。自他が入れ替わる二重身体の現象を通して自我の二極化が形成され，他者理解が可能となり，自己意識が萌芽する様になったと考えられる[12]。Mは，鯨岡[3] が発達関係論の立場から自己の欲望の根源的両義性とした，「繋合希求」と「自己充実欲求」を訴えた。DBTで矛盾した自己を認証・受容し弁証法的に止揚統合する指導と同時に，「抱きつく－抱く」，「呼吸を合わす－ずれる」体験を通し，身体レベルでM－治療者の相互主体を感じ安心感を得て，背中をポンと叩くことで離れることができている。それぞれが両義性を抱える一個の主体であるといった相互主体性を育てる営みを行ったといえる。

3. 作業期——自己矛盾・分裂の統合

　作業期ではMは自己主張する様になり，「人一倍の悲劇の主人公」といった誇大的自己を持つ反面，他者の評価に怯える否定的自己を持つという自己の二重性と分裂が見られた。内村[12] は，安心感を保証する共生・二重身体レベルの関係性を基盤にし，誇大性を許容しつつ「今ここ」での実践を行い，不安を抱える現実的対処を内在化させることが必要であるという。Mの「心理士になる」願望を認証し，スモールステップで心理士が身体レベルの共感・共鳴をしつつ作業を通して曝露反応妨害を行った。Levine[4] によるとトラウマを受けると生活体験は統一性が失われ断片化し顕在的陳述記憶に記銘されず，不快感・苦痛・硬直化・収縮・弛緩・エネルギー欠如を伴う潜在的手続き記憶として身体の中で符号化されるために治療は身体感覚・感情に働きかけ全体性・統一性を保った体験の回復が必要であるという。身体技法で未完了であった身体反応を完了させ，身体反応と感情の低減に重点を置いた

EMDRを行うことが有用であり，断片化した身体から生きられる身体を取り戻した。さらに看護師から「パン作り」を通した感覚運動レベルでの心理的身体的支えを得ることで身体反応・感情が変化し回復が早くなり，また身体保持感を獲得し，恐れ・怯えが軽減した。Varelaは，ひとと環境との相互作用である構造的カップリングという「行為」から世界は産出され，認知は反復性の感覚運動パターン（embodied action）から創発・再生されるという[12]。「今ここ」の作業法として「内受容感覚や五感に注意を向けること」や上虚下実の姿勢・身さばきを指導することで注意の転換や作業の工夫・継続が上手くなり，作業を通し「なりきる」行動を反復し続けることで身体主体感が育成された。生活への態度が変化し，感情・感覚・思考を「あるがまま」に受容し，ものごと本位の行動をとるようになった。

4．生活拡大の時期──あるがままの自己肯定感

生活拡大の時期は社会生活での出来事を取り上げ，DBTの対人関係スキルや認知療法やソーシャルスキル訓練を加えていく。要素的学習を集積し身体に内在化構造化されることで「規範性」を強化し，その後にメンタライジングに関する処理や言語化という「抽象性」が獲得される[12]。Mとは言語レベルでの精神療法が可能となり，自分と他人の関係性を「部分と全体」「演じるもの−観察する者」あるいは「刺激する者−反応する者」といった双方の体験を繰り返した。両義性を客観視し，「感じ−実践的直観」「純な心」での目的本位の行動が増え，創造的となり好奇心が増えた。また様々な場面で多価的にどう振る舞い・生きるかを考える様になり，「あるがまま」の自己肯定感を持つようになり安定した。

まとめ

　治療の流れの概略を図8-1，図8-2と表8-1に示した。森田療法は「姿勢や身体的・生理的スキーマ」を受容することで変化させ，認知・行動療法は，問題行動を変化させ，認知的スキーマを変化させる。DBTやマインドフルネスなどの第3世代の認知・行動療法をうまく取り入れ双方を弁証法的に統合止揚し，ソマティック心理学[13]を利用し活動する身体である自己を恢復する治療が，軽症化・多様化した若年患者の症状の治療に役立つと考える。

①流れとして整理（DBT→「何」のスキル）⇒感情・思考を認証・受容し激しさを低減
　●出来事→一次感情→一次的自動思考→二次的自動的感情→行動→二次的思考→三次的感情……
②悪循環の行動連鎖分析（DBT→「いかに」のスキル）→「価値観の明確化」→文脈にそった変化へ
　感情・身体反応・思考・外観的行動を認証しつつ行動療法技法で変容
③a：行動療法（ERP，思考中断法，オペラント，モデリング，行動リハーサル，認知修正）
　　＋DBTスキル（中道，対人関係／苦悩耐性／感情調整／マインドフルネス）
　　不適応的認知・行動を変化させ，生活しやすい方向へ
　b：森田療法；純な心（一次感情，願望）→感情のあるがままの受容→相即としての願望に沿った感じ－直観の行動（目的本位）→身体感覚を利用した〈今ここ〉の行動・姿勢を育む（なりきる）→とらわれの打破→しなやかな身体・態度・行動を伴う生活へ（身体的・生理的スキーマの変化）

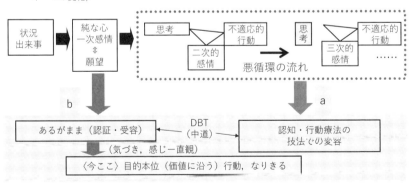

図8-1　認知・行動療法（a）と森田療法（b）の併用の概略（その1）

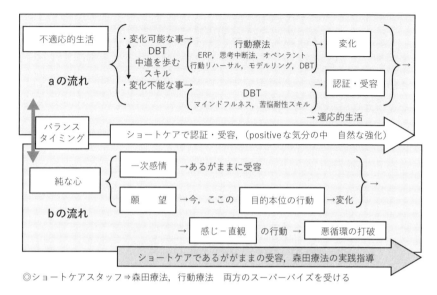

◎ショートケアスタッフ⇒森田療法，行動療法　両方のスーパーバイズを受ける

図8-2　認知・行動療法（a）と森田療法（b）の併用の概略（その2）

第8章　認知行動療法・マインドフルネス・森田療法の統合へ　　115

表8-1　診察とショートケアの治療概要

	診察	ショートケア
1	悪循環の行動分析（気づきの指導） ・行動連鎖分析（刺激・反応・結果） ・環境調整（生活しやすい工夫） ・マインドフルネス（感覚，感情，思考の認証受容） ・日記→自己の観察，体験の整理 ・機能分析	個室で看護師と過ごす（安心感） ・情緒的な応答 ・3分間呼吸空間法の指導 ・間身体性の共振体験 ・看護師：母親的役割
2	対処行動形成（本人のレパートリーをもとに） ・目標設定し，行動療法の諸技法を施行 ・弁証法的行動療法（DBT）感情調節，苦悩耐性スキル，対人関係スキル ・できることの変容（行動変容）	スタッフが寄り添い共同作業 ・曝露反応妨害の補助 ・モデリング ・行動リハーサル ・モニタリングの補助 ・スキルを伴に使う ・スタッフ：兄弟的役割
3	CBTでの思考修正 ・考え方の修正（視点を増やす）スキーマへの気づき ・弁証法的行動療法（DBT） ・→両極の感情思考の認証受容，統合止揚，できないこと（人，感情思考の変化）の受容	スタッフの寄り添いでグループへ導入 ・心理教育（DBT，CBT） ・スキル実践→失敗の受容 ・単独でグループの他者と接する
4	森田療法的アプローチ ・純な心（感じ－直観） ・あるがまま　今，ここ　目的本位	駆け込み寺的に利用 ・純な心，あるがままのモデリング ・学校，社会活動主体 ・不完全さ，不確かさの不安・孤独の認証受容 ・生の欲望→目標作り ・心理教育（森田療法）

1：導入期　2：安静期　3：作業期　4：生活拡大期

文献

[1] 乾敏郎：脳科学からみる子どもの心の育ち．ミネルヴァ書房，2013．

[2] Kabat-Zinn J: Full Catastorophe Living. 1990.（春木豊訳）マインドフルネスストレス低減法．北大路書房，2007．

[3] 鯨岡峻：ひとがひとをわかるということ——間主観性と相互主体性——．ミネルヴァ書房，2006．

[4] Levine PA：Unspoken Voice. North Atlantic Books, 2010.（池島良子訳）身体に閉じ込められたトラウマ．星和書店，2016．

[5] Linehan MM: Cognitive-Behavioral Treatment of Borderline Personality Disorder. The Guilford Press, 1993.（大野裕監訳）境界性パーソナリティ障害の弁証法的行動療法．誠信書房，2007．

[6] Merleau-Ponty M: Signes. Gallimard, 1960.（竹内芳郎監訳）シーニュ2．みすず書房，1970．

[7] Ogden P et al.: Trauma and Body; A Sensorimotor Approach to Psychotherapy. Norton & Company, Inc, 2006.（日本ハコミ研究所訳）トラウマと身体——センサリーモーター・サイコセラピー（SP）の理論と実践．星和書店，2012．

[8] Dennison PE: Brain Gym and Me. Edu-Kinesthetics Inc, 2006.（石丸賢一訳）ブレインジムと私．日本キネシオロジー総合学院，2010．

[9] Rome DI: Your Body Knows the Answer. Shambhala Publications Inc, 2014.（日笠摩子，高橋健一訳）マインドフル・フォーカシング．創元社，2016．

[10] Shapiro F: Eye Movement Desensitization and Reprocessing. Guilford Press Mash Ltd, 1995.（市井雅哉監訳）EMDR——外傷記憶を処理する心理療法．二瓶社，2004．

[11] 竹田康彦：認知・行動療法と森田療法の統合の試み——思春期青年期臨床の立場から——．（原田誠一編）外来精神科診療シリーズ1，メンタルクリニックが拓く新しい臨床．中山書店，2015．

[12] 内村英幸：心としての発達的身体論と身体技法——間身体性から間主観性へ——，その1．発達的身体論の概要と神経基盤．福岡行動医学雑誌，21；39-49，2014．（第11章 掲載）．

[13] 内村英幸，竹田康彦：心としての発達的身体論と身体技法——間身体性から間主観性へ——，その2．心としての身体技法と神経基盤．福岡行動医学雑誌，22；45-56，2015．（第12章 掲載）．

[14] Wallon H: Rapports affectifs; les émotions, 1938, Importance du movement dans le development psychologique de l'enfant, 1956.（浜田寿美男訳編）ワロン／身体・自我・社会．ミネルヴァ書房，1983．

第**II**部

心と身体をむすぶ
弁証法的身体論

第9章

弁証法としての森田療法
身体知とカオス

はじめに

　近年，認知行動療法の第三世代としてマインドフルネス・アクセプタンス認知行動療法が紹介され注目されている[1]。Acceptance and Commitment Therapy（ACT）は，森田療法に類似しているというという論評が国内外で報告されてきた[7]。最近の森田療法学会でも神経症を対象にしたACTとうつ病を対象にしたマインドフルネス認知行動療法と森田療法の比較が，シンポジウムでたびたび論じられてきた。しかし，シンポジウムなどで取り上げられてこなかった境界性パーソナリティ障害を対象にした弁証法的行動療法（DBT）[6]の治療観は，対象は異なり当然治療戦略も異なっているが，神経症を対象にした森田療法の治療観に非常に類似していると思う[34]。それは，森田療法の考え方が，弁証法的な考え方であるからである。森田療法の成立にかかわる東洋的人間学の根底にあるのは，相対的な「有」と「無」を超えた「絶対無」の思想であり[2]，特に仏教思想では，「色即是空」「空即是色」，「有即無」「無即有」のように，絶対矛盾したものを「即」で統合止揚する考え方が根底に流れている[22]。まさに弁証法的である。それ故，弁証法としての森田療法について整理しておきたいと思う。DBTとの接点を検討し森田療法を新たに展開してゆくのに必要と思われる。

I　心の矛盾と葛藤を止揚してゆく弁証法

　Hegelの弁証法は，観念論的で難解である。しかし，Merleau-Pontyは，Hegelについて次のように述べている[11]。Hegelにとって，人間は，おのれ自身を了解しようと努めている。自分自身に与えられた生活だという意味で，Hegelには実存主義がある。「精神現象学」全体，おのれ自身を捉え直そうとする人間の努力の記述なのだ。「人間は病める動物だ」とHegelは云う。生命は，生命自身を否定する生命の意識に捧げられるものである。生の意識は根本的に死の意識である。このような実存主義的視点での解説書があればと思っていた。精神療法は，現実を生きるためのものでなければならないからである。「生きることを学ぶ」という視点からの栗原の解説書[5]は理解しやすい。この解説書のあとがきに，Hegel自身にあっても，青春の蹉跌に惑いながら絶望を乗り超えて自らの理念の実現に向けて生き抜く力の論理として，弁証法が成立していったことを明らかにしようとしたとある。この解説書をベースにしてHegelの考え方を引用し，弁証法と森田理論を対比しながら考えてみたい。

1.　「とらわれ」の矛盾の構造と運動観

　森田神経質は，性格的な弱力性（心配性，劣等感，過敏性）と強力性（強迫性，優越欲，高い自尊心）の相容れない性格的矛盾を根底に抱えている。対人恐怖のM氏は，人前で顔がこわばり，話せなくなるという[28]。人前で緊張する，顔がこわばると注意が自分の顔の表情に集中すると感覚は過敏になる。感覚が過敏になるとますます注意が向き，注意と感覚の悪循環に陥る（注意と感覚の相互作用）。さらに，緊張し，顔をこわばらせる現実の自分に対して男らしく堂々としておくべきだという理想の自分との葛藤に陥る（思想の矛盾）[3]。このように三重の自己矛盾に陥り抜け出せなくなっているのが「とらわれ」の構造である。「とらわれ」の根底にあるのは，「ダメ人間」という現実の自己否定である。Hegelは，この自己否定こそ成長というエネルギーだという。「矛盾とはあらゆる運動の原理であり，矛盾が運動の原動力

である」という運動観である。さらに，Hegelはいう。自己実現は，本来あるべき自分に向かって発展する運動を意味しており，自己実現とは，今の〈自分〉に囚われている制約，限界を超え出てゆくことである。自己否定を通して自らを形成することになる。成長や発展という運動の根底にあるのは自己否定の論理である。森田理論での運動観も同じである。森田は，対人恐怖の人は人から良く思われたい，評価されたい欲望が強すぎる，疾病恐怖の人は健康でありたい欲望が強すぎるなど，「とらわれ」，自己否定の裏に，自己矛盾を摩擦エネルギーとして自己実現へ生々発展してゆく「強い生の欲望」をもっていることに注目した[14]。現実と理想との矛盾，葛藤，挫折など人生は矛盾と対立，限界に満ちている。この矛盾，限界を突破するのがHegelの弁証法であり，森田療法でもある。制約を超えた〈自由〉へ進展するには，対立構造を否定しなければならない。否定の中から肯定的理念を実現し，自覚的認識の成立へと導く論理が弁証法である。この否定こそ弁証法の核心だとHegelはいう。

2. 否定の否定を通して肯定にいたる

　Hegelの弁証法的否定は，〈あれか，これか〉の二者択一，〈ああでもない，こうでもない〉という行き詰まり，〈あれはあれ，これはこれ〉という相対性も否定して，認識の進展を捉える。すなわち，対立物の構図を構成する二律背反を解消するところに否定的理性の働きが見定められる。〈あれか，これか〉を構成する独断論でなく，常に対立する主張を並存させようとする態度である。常識的反省は，矛盾しか見抜けない。理性だけは，相反する2つの判断が立てられると同時に否定されていて，「双方があると同時にない」という絶対的な矛盾のうちに真理を見抜くのである。桜は花盛りであるが花盛りでない（散り始めている）のである――火は燃えて明るく照らすが，同時に燃え尽きて消えるという生成と消滅の対立し排除しあう中に火は存在する，というハイデガーのいう存在のメタファーが理解しやすい[4]。それ故，否定の論理は「全面否定」でなく「規定的否定」であり，否定されたものを肯定的な結果と捉える。矛盾を「止揚」することは，「否定すること」であると同

時に「保存する」「かかえる」ことである。森田療法で「とらわれ」の矛盾を統合止揚するには，緊張し顔をこわばらせる現実の自己と堂々とした理想の自己の葛藤にとらわれている自己矛盾をかかえながら，いやいやでも「今，ここ」で必要な行動に踏み込むことを強調する。この行動による「没我・無」の体験によって，自己観察を忘れ「この自己矛盾はあるが同時に打破されてない」状態になる。この瞬間，「あるがまま」の現実の自己を受容，肯定した状態になる。自己矛盾，自己否定が自己肯定に反転する。この反転は「没我，無」の体験を介して生ずる。

3. 絶対自己矛盾は「絶望」から「無」を介して肯定的自己にいたる。

　M氏は，「とらわれ」の中で，緊張し顔をこわばらせる気の小さい現実の自己を駄目な人間だと自己否定し，堂々とした人間であるべきだと悩む。しかし，自己否定的境地から抜け出したところに真理は把握されるし，「否定」や「無」を突破してこそ肯定的理性による思弁に到る理路をHegelは強調する。主観的意識の否定——この「否定作用」の結果——純粋な「無」をみるのでなく自分がそこから由来してくるところの「無」を見ているという。さらに，Hegelは，絶対矛盾という「絶望」することによって「無」を突破し，無限性の純粋な「夜の闇」から真理はまるで生誕地である秘密の「深淵」から立ち昇るように現れるという。理性的知の成立（思弁）を明らかにしようとしたHegelは，この「無」について「夜の闇」とか「深淵」とかメタファーを用いざるを得なかったようだ。「双方があると同時にない」とは有と無は一になる，「有即無」とも考えられ，この「無」は，東洋的思想に通じる発想とみることもできるが，Hegelの「存在と無」の概念に関しては，Schellingや西田幾多郎らによるいろいろな批判がある[8]。しかし，ここでは，哲学的な問題が論点でないので深くふれる必要はないであろう。森田療法での「とらわれ」の絶対矛盾の打破も，「没我・無」を介して展開されてゆくのである。問題は，いかにして「無」を突破してゆくかである。しかし，Hegelの論述は，あまりにも抽象的，観念的である。Hegelは，経験知や直観知を批判したが，森田は，逆に，知的操作を悪知として否定し，「感じ－直観」を重視し「行動」に踏み込むことを強調した[15]。Hegelの理性的知の限界がここにあ

るように思われる。それゆえ，メタファーを用いて説明するしかできなかったのかもしれない。この「無」については，森田療法の実践での「没我・無」の展開に不可欠な「行動」という身体の弁証法でさらに論じたい。

II 「行動」という身体の弁証法

1. 身体について

　Hegel の唯心論的弁証法での絶対理念から自然の運動へ，精神から物質へとは全く逆に，Marx と Engels の唯物論的弁証法では，自然の運動を基礎に，物質から精神へと考え方を逆転させた。物理学，生物学の進歩により「全自然が永遠の生成と消滅，絶え間ない転化，止むことのない運動と変化の中に存在する」という Engels の自然弁証法的考え[12]に異論はない。しかし，人と人の関係さえも物質に還元する誤りをおかしたと指摘されるように，脳科学がいかに進歩しても，心を物質に還元することはできない。Merleau-Ponty は，唯心論か唯物論かの二者択一を超克するのに，弁証法を基盤にして，ゲシュタルト論から構造論を導入し，物質・生命・精神を「意味の三秩序」ないし「構造」としてとらえ，さらに，ゲシュタルトが存在する意識を知性的意識でなく知覚的経験の問題としてとらえて弁証法的身体論を展開していった[9, 10]。この弁証法的身体論をベースに，「とらわれ」と「あるがまま」と身体について論じたい。Merleau-Ponty は，「人間的秩序を生命的秩序，物理的秩序と決定的に区別するのは，すでに創造されてある古い構造を超出して新しい構造を創造してゆく能力である」という。これらの各秩序は独自性と相互依存性の二面性をもっている。さらに，精神と物質という二元論的な心と身体は，その接点にある行動としての統一体である生身の身体の中に統合される。心身は二であると同時に一であるという弁証法的関係にある[9, 24]。

(1) 身体の運動志向性

　意識が世界に向かう志向性の前に，身体の運動志向性がある。例えば，外界刺激に対する姿勢反応は，肉眼的にはほとんど見えない微細な動きで，情動を伴い内的要因によって引き起こされる筋の緊張の波としてからだ全体を

覆う。身構えやふるえなど「自己塑形的」な動きであり，これがイメージを
つくりだす認識の起源であり，「姿勢」は認識の生成にかかわると同時に他者
への強い伝染力をもつ「情動」の場である。この強い伝染力をもった「から
だ」の場からの身振り姿勢反応は，他者に対応した情意－運動反応を惹起し，
相互イメージの共通性が説明できるとWallonは言う[18, 36, 37]。身体は沈黙し
ながらも万能な認識の鏡面体であるとともに共振体としての場でもある[19]。
間身体レベルでの意識前の認知やコミュニケーションの深い意味がここにあ
る。Merleau-Pontyは，意識は原初的には「われ惟う」でなく「われ能う」で
あり，意識とは，身体を媒介した事物への存在であるという[10]。運動力と知
覚力の体系としての身体は，「われ惟う」にとって対象ではない。むしろ，己
の平衡状態へと向ってゆく生きられた意識の総体であり，意識の志向性は，
身体の運動，知覚に支えられている。自己は活動する身体にほかならないし，
意識は身体に根差している。このように，身体は心である。

(2) 身体の両義性

　Poranyiは，精神とは一定の身体機構の意味であるという[17]。精神は，身
体機構へ焦点を定めて眺める時見失われる。精神と身体との感知には，二種
類の感知——定焦点的感知と補足的感知——が存在する。単離した要素，部
分を注視する定焦点的感知の時，身体は物としての身体になり，要素，部分
を超え全体を包括的に捉える補足的感知の時，身体は心としての身体になる。
精神は身体にねざしているが，精神はその活動において独自性をもっている。
精神は神経生理的諸機構を活用する。つまり，精神はその機構に依存するが，
それによって決定されるのではない。〈心的なもの〉は，下級の〈生命的なも
の〉，〈物理的なもの〉から解放されると同時に〈心的なもの〉は下級のもの
に「基づける」という二面性をもっているとMerlaeu-Pontyもいう[9]。

　ピアニストは，自分の指に注目を集中することで，その時，ピアニストの
指の運動は麻痺し，もはや演奏される音楽には関係なく，指としての意味を
失ってしまっている。書痙の人は，字を書く時，手指の震えに注目，集中し
とらわれると手指の動きは痙攣，麻痺し，字か書けなくなり，手指の意味を
失ってしまう。森田は「精神と身体とは同一のものであり，之を静的に観る

とき身体であって，これを動的変化の過程として観るとき即精神である」と
Poranyi と同様なことを述べている[13]。身体の両義性がここにある。対人恐
怖の「とらわれ」は，広がりをもった身体の地平から身体局所を異化，離断
し，固定的に対象身体化し，この対象身体を主観身体化しようとする強迫的
な試みであり，森田療法はこれらの身体の間の流動性を取り戻す治療である
と西田はいう[16]。M氏は，緊張するから顔がこわばる，これは自然である。
しかし，こわばった自分の顔に注目し集中すると，緊張したという本来の意
味を失い，こわばった異化した自分の顔を恥じ緊張してさらにこわばるとい
う，意味の本末転倒が起こる。ゲシュタルト的「図」と「地」が逆転してし
まう。このように，心と身体が二分化した時矛盾が生じる。心と身体は，心
身一如のごとく，心身は一でもあり，二でもある。絶え間ない流動的な可変
性を持っている。心としての意味を失くした身体を回復するには，絶え間な
い流動的な可変性を回復させることである。この技法が，「今・ここ」に必要
な行動に踏み込み，そのものに成り切り，「没我・無」の体験で定焦点的認知
を破壊することである。「観察される私の身体」と「観察する私の身体」が一
体化し自己観察を忘れることである（Hegel の同一性と非同一性の同一性）。
この瞬間，あるがままの自己を受け入れている状態が生じる。M氏は，不安，
緊張はそのままにして，「今，ここ」に必要な行動に踏み込むことを繰り返す
ことによって，「顔をこわばらせ緊張しながらも，自然に忘れ，意識は行動す
る方向に向いていた」と「あるがまま」の意識の流れを見事に表現し日誌に
書いている。行動によって「とらわれ」を忘れ，忘れることによって「とら
われ」を切る「没我・無」の体験を繰り返し，「結局，今までの自分でよかっ
たのですね」と自己否定から自己受容，自己肯定へと反転する。この時，自
己否定の背景（地）にあった「生の欲望」が前景（図）に顕在化し，「前向き
に進みたいと思います」と自己実現に向かって歩みだした。冗治の状態では，
緊張は緊張，唯それだけで，不安はなく「とらわれ」を思い出すことなく，
「生の欲望」に向かって活動的に仕事している心境に至る[23]。この心境は，
東洋思想の「絶対無」に通じているといえよう。

2. 脳と身体のカオス（無・秩序系）とコスモス（有・秩序系）

「とらわれ」という強迫観念，強迫行為を繰り返す，硬直化した画一的な反復行動を示す状態の時と「無」を介して「あるがまま」という状況に対応した柔軟な行動を示す状態の時，脳や身体はどのような活動状態なのだろうか。脳や身体活動のカオスの現象が心身の相互関係を示す興味深いデーターについて述べたい。カオスという言葉は，古代ギリシャでは，すべてを生み出すという意味をもっていた。しかし，科学者は，カオスはミクロの乱雑運動を意味し，秩序ある総合体であるコスモスと対比して使われるようになった。しかし，特に1970年以降，カオスという言葉は，単にコスモスとの対比でなく，コスモスをも含む総合体を意味するために使われている。再び，古代ギリシャ的カオスの意味の復活である [26]。カオスとは，一見ランダムに見える予測不可能な現象であるが，時間とともにランダムな方向に進みながらも決定論に支配される現象である。カオスは無秩序にみえるが秩序があり，「有」（コスモス）を生み出す「無」（カオス）と解釈してもよいであろう。

(1) Freeman の嗅球の実験

まず，基礎的実験から脳の活動のカオス状態が何を意味しているのか述べることにしたい。ラットの嗅球に電極を植え込み，カオスと臭い情報処理の関係を研究したFreemanのデーターについて津田は論じている [26]。ラットがある臭いを十分学習した時は，嗅球の電位はリミットサイクル（周期振動状態）に非常に近い少しカオス成分の入った安定した秩序ある状態になった。これに対して，学習していない臭いを嗅がせると激しいカオス状態であった。嗅球の神経回路網がリミットサイクルやカオスのような巨視的な運動を発生するのは，動物の意識的な情報処理のレベルで起こっていることを示唆している。既知の臭い情報の時は，神経回路系は複雑な運動を出さないようパラメーターをコントロールし，速やかに既知の記憶状態を出力する。これに対し，入力が既知の臭い情報から遠い時は，カオスのような複雑な運動を出すことで，"知らない"状態であると自ら認識する。カオス状態を通じてラットは新しい臭いを学習することができ，学習したのちに，嗅球の活動はリミットサイクルに近い安定状態になる。すなわち，「カオス状態が存在している

時，動物は新しい記憶を学習している」ことを示唆している。例えば，問題解決の対処法を柔軟に検討している時は，脳の活動は強いカオス状態になり，対処法を学習し確立すると脳の活動はリミットサイクルに近い弱いカオスで安定した秩序状態になるといえる。

(2) 強迫行為と神経回路活動

1990年代，強迫性障害の脳画像解析について多くの報告が見られるようになる。特に興味深いのは，SchwartzらBaxterグループの研究で，「とらわれ」状態の時，右前頭前野眼窩野，右視床，右尾状核の三部位の機能亢進の割合がそれぞれ非常に高い相関（0.7-0.8）を示す現象である[20]。しかも，治療で改善すると，これら三部位の相関がなくなる。すなわち，強迫行為の神経回路は，これら三部位が強く結合（coupling）して三部位が同調しているが，症状が改善するとこれらの三部位の結合は破壊（break）され，それぞれの部位が独自性をもってしかもゆるやかな連携で活動していることを示している。視野狭窄状態の強迫行為の時，硬直化したリミットサイクル的神経活動となり，症状が改善し「あるがまま」に刻々と変化する状況に応じる柔軟な行動に対応して，脳内の神経回路網も柔軟なカオス的神経活動になることを示唆している。行動の多様的柔軟性と画一的硬直性に，脳の神経回路の活動の柔軟性と硬直性が対応していることは興味深い（図9-1）。

(3) 常同行動の脳のカオスアトラクター

強迫反復行動（主にセロトニン系神経回路）動物モデルではなく病態も異なるが，同じような反復行動を繰り返す常同行動（統合失調症モデルでドパミン系神経回路）をラットに誘発し脳活動のカオス状態を測定した結果を示したい（図9-2）。ラットの前頭前野と尾状核に電極を植込み，脳波をとり，カオスアトラクター（脳波のゆらぎの幾何学的構造）を調べてみると，自由に探索行動をしている柔軟な行動の時，これら両部位の脳波のカオスアトラクターは，複雑で強いカオスを示した。しかし，このラットにメトアンフェタミンを投与すると，首を振り続ける常同行動という異常行動を示し，この時の両部位の脳波のカオスアトラクターはリミットサイクルに近い単純で弱

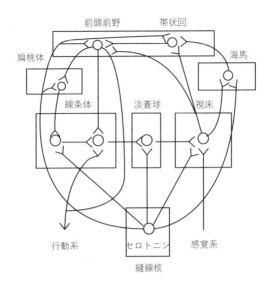

図9-1 強迫性障害の神経回路
「前頭前野−線条体−視床」強迫ループが，OCD病態の基本モデルとして提唱されている。海馬，扁桃体，前部帯状回も情動に関与している[35]。

いカオスしか示さない。ハロペリドールを投与し常同行動が消失し自由な探索行動をするように回復すると，脳波は再び強いカオス状態に戻った。常同行動を繰り返す時，前頭前野−線条体系はループを形成し，強迫症状時の脳画像解析所見と同様，強く結合し同調して活動していることを示している[35]。

このように硬直化した反復行動の時，脳の神経回路も反復活動をするループを形成し硬直化したリミットサイクル状態になることがわかった。この現象は，脳活動だけでなく探索眼球運動でも観察される。図形を見せ，再認させる時の眼球運動の注視点をカオスアトラクターで調べると，健常者の眼球運動はカオス的であるが，図形再認の悪い統合失調症者の眼球運動は構造体をなさず，カオス的でなくなっていた[30]。この現象は，視覚認知の際，眼球運動・視覚認知神経回路系が複雑なカオス状態になり，認知が悪いとそれに対応し眼球運動・視覚認知神経回路系も硬直化しカオス構造を示さない状態であることを示唆している（図9-3）。

第9章 弁証法としての森田療法　129

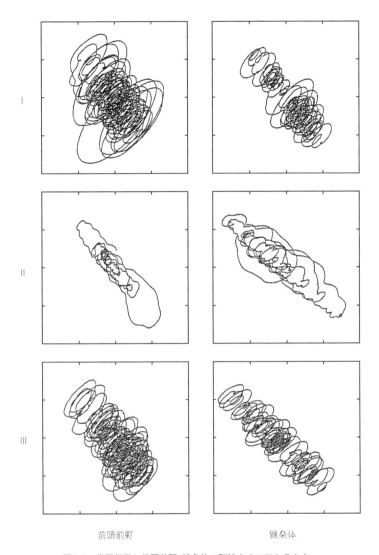

図9-2　常同行動と前頭前野・線条体の脳波カオスアトラクター

Ⅰ　ラットの探索行動時，前頭前野（内側部）と線条体の脳波は柔軟な強いカオス状態を示す。カオスアトラクター：脳波の「ゆらぎ」の幾何学的構造。

Ⅱ　メトアンフェタミン（6mg/kg）誘発常同行動時（首振り運動）：脳波も柔軟性をなくし，硬直化した弱いカオス状態しか示さない。

Ⅲ　ハロペリドール投与し常同行動消失し探索行動回復時：脳波も柔軟な強いカオス状態を回復している[35]。

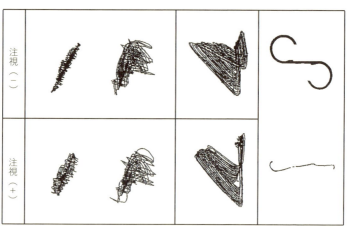

図9-3 健常者と慢性統合失調症者の眼球運動のカオスアトラクター
図形を見させた時の眼球運動をアイカメラでとらえ、注視点の動きを電圧に変換し水平と垂直成分に分けて分析した[30]。

(4) 指尖脈波のカオスアトラクター

　新生児の指尖脈波のカオスアトラクター(脈波のゆらぎの幾何学的構造)は，無構造でカオスというよりノイズに近い。しかし，成長とともに構造化が進み，単純なカオスから複雑なカオスに変化する。対人恐怖の症例では，治療前の緊張の強い「とらわれ」状態では単純な構造で弱いカオスを示すが，「とらわれ」から解放され「あるがまま」の状態では複雑な構造をもつ強いカオスとなる。このように手指の機能は，脳の機能と密接に関連しており，指尖脈波のカオス状態は，心の柔軟性，健康を反映している[24](図9-4)。

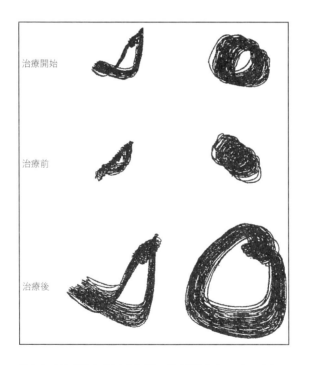

図9-4　対人恐怖症(社交恐怖症)の指尖脈波カオスアトラクター
(右と左は視点方向を変えた表示である)
入院時は単純な構造のアトラクターで弱いカオス状態を示すが，治療後健康回復時には複雑で明確な局所構造をもつアトラクターに変化し，強く複雑なカオスとなる。(田原孝：カオス・複雑系で生活リズムと健康を考える．教育と医学, 2001より引用)

(5) 「無」とカオス——思考・行動の柔軟性と神経回路の柔軟性

上述したデーターは断片的であるが，新しい状況での新しい認知・学習の時，柔軟な思考，行動の時，脳の活動も柔軟なカオス状態であることがわかってきた。逆に，学習したマニュアル的行動の時，脳の活動は秩序ある状態になる。同じ動作を繰り返す病的な強迫行為や常同行動の時，脳の活動は硬直化した周期的な状態であることもわかってきた。学習や想起は，過去の履歴に依存しており，脳のカオスは，入力パターンを過去のいろいろな情報パターンに移行させ照合，検討する働きをもっている。これをカオス的遍歴と呼んでいる[26]。このように，カオス的遍歴は，思考・行動の柔軟性とも関連している。脳のカオス的状態（無）を基盤にしてコスモス的状態（有）を絶えず生み出してゆく機能は，身体に根差した行動・意識の構造が運動と知覚，さらに知と情動による創出と解体を繰り返しながら漸進的で非連続的に構造化してゆくという弁証法的な成長，発展に対応していると考えられる[9, 29, 36]。ここに脳・身体と心・行動とのダイナミックな相関が見えてくる。

清水は「無」について次のように述べている[21]。没我，無我といわれる「あるがまま」に認識する「無」の状態というのは，ゲシュタルトの図と地の未分化な状態である。この意識構造体の分節化構造を積極的に変えてつくられる一種の未分化状態である。1つの意識構造体から全く新しい意識構造体へ大きな構造変化を起こす時は，意識構造体を解体し「無」の状態を経過しなければならない。これは意味の分節化をやり直し全く根本から意味を新しく発見することである。この経過は，カオス状態を介して展開していると云えよう。Hegelが，絶対矛盾の「絶望」から「無」を突破してこそ肯定的理性に到る理路が開けることを強調したことはすでに述べたが，「夜の闇」とか「深淵」とかメタファーを用いていた「無」も，先入観にとらわれない柔軟な思考で，カオス状態といえるかもしれない。しかし，そのプロセスは明らかでない。森田療法では，硬直化したリミットサイクル的神経回路の活動を基盤にした「とらわれ」の意識構造体を「行動」による「没我・無」の体験で解体し，カオス的「無」を突破してこそ，自己否定からあるがままの自己受容，自己肯定へと反転し，「とらわれ」から解放された新たな意識構造体を生み出してゆく道が開けるといえる。これらの実証実験や脳の解析が今後さら

に展開されてゆくことを期待したい。

おわりに

　森田療法は，心と身体の弁証法的治療観と治療技法をもっている。生の欲望と死の恐怖は，人間存在の根本的な矛盾で，表裏一体の二面性であり，さらに，人生には様々な矛盾があり，これらの矛盾こそが生成発展してゆく運動エネルギーである。Hegelの弁証法でも森田療法でも，矛盾を統合止揚してゆくには，自己否定から「無」を介して自己肯定に反転することであった。森田療法では，行動による「没我，無」の体験の重要性を論じた。しかし，矛盾した現実から逃避・否認する傾向をもち，衝動を制御できない未熟化している現代の若者達には，受容し支え，生活の仕方，対処法を学びながら，人生での様々な矛盾を抱える力を育て，自己否定から自己肯定へと反転させ，自分の「生き方」を見出してゆく精神療法が求められる[34]。人間は，運動と知覚，知と情動による構造化と脱構造化を繰り返しながら弁証法的に成長している。それ故，因果論的に要素的な対処法を学習し知性化，構造化してゆく認知行動療法，矛盾を統合止揚するため東洋のマインドフルネス瞑想法を導入した弁証法的行動療法と，知的に構造化したものを破壊し脱知性化，脱構造化して「あるがまま」の自己を肯定し，前向きに生き方を見出してゆくため日常生活行動を重視した森田療法の技法を病態水準に応じて適用し，弁証法をベースに統合してゆく理論構築が今後の森田療法の発展に必要であろう[25, 29, 32, 33, 35]。

文献

[1] Heyes SC, Follette VM, Linehan M: Mindfulness and Acceptance. Guilford Press, 2004.（春木豊監訳）マインドフルネス＆アクセプタンス──認知行動療法の新次元──．ブレーン出版, 2005.

[2] 北西憲二．森田療法の成立と東洋的人間学, 我執の病理．241-274, 白揚社, 2001.

[3] 北西憲二, 藍沢鎮雄, 丸山晋, 他：森田療法の診断基準をめぐって．日本森田療法学会雑誌, 6；15-24, 1995.

[4] 古東哲明：存在神秘の証明, ハイデガー＝存在神秘の哲学．148-192, 講談社現代新書, 2002.

[5] 栗原隆：ヘーゲル・生きてゆく力としての弁証法．NHK出版, 2004.

[6] Linehan MM: Cognitive Behavioral Treatment of Borderline Personality Disorder. Guilford Press, 1993.（大野裕監訳）境界性パーソナリティ障害の弁証法的行動療法．誠信書房, 2007.

[7] 黒木俊秀：アクセプタンス・コミットメント・セラピー（ACT）は本当に森田療法に似ているのか？　精神医学, 54；348-351, 2012.

[8] 松山壽一：知と無知．151-175, 萌書房, 2006.

[9] Merleau-Ponty M: La Structure du Commportment. Presses Universitaires de　France, 1942.（滝浦静雄, 木田元訳）行動の構造．273-302, みすず書房, 1964.

[10] Merleau-Ponty M: Phenomenologie de la Perception. Gallimard Press, 1945.（竹内芳郎, 小木貞孝訳）知覚の現象学I．232-234, みすず書房, 1965.

[11] Merleau-Ponty M: L'existentialisme chez Hegel. 1946.（木田元編）ヘーゲルにおける実存主義, 人間の科学と現象学．172-185, みすず書房, 2001.

[12] 三浦つとむ：弁証法とはどういう科学か．講談社現代新書, 1968.

[13] 森田正馬：神経質及神経衰弱の療法．1921, 森田正馬全集, 第一巻, 239-508, 白揚社, 1974.

[14] 森田正馬：生の欲望と死の恐怖．1925, 森田正馬全集, 第三巻, 102-113, 白揚社, 1974.

[15] 森田正馬：新知識の発動．1935, 森田正馬全集, 第七巻, 490-491, 白揚社, 1974.

[16] 西田博文：森田神経質と青年期の"身体"．九精神医, 31；117-121, 1985.

[17] Poranyi M：Knowing and Being. The University of Chicago Press, 1969.（佐野安仁, 他監訳）知と存在．157-306, 晃洋書房, 1985.

[18] 佐々木正人：イメージとからだ, からだ――認識の原点．88-124, 東京大学出版会, 1987.

[19] 佐々木正人：記号が生成するからだ, からだ――認識の原点．150-163, 東京大学出版会, 1987.

[20] Schwarz JM, Stoessel PW, Baxter LR et al: Systematic changes in cerebral glucose metabolic rate after successful-behavior modification treatment of obsessive-complusive disorder. Arch Gen Psychiatry, 53; 109-113, 1996.

[21] 清水博：生命システムと情報．NHK市民大学, 1987.

[22] 鈴木大拙：無心ということ．36-39, 角川文庫, 1960.

[23] 鈴木知準：森田療法における治療の終結について．16；209-217, 精神療法, 1990.

[24] 田原孝：カオス・複雑系で生活リズムと健康を考える．教育と医学, 49；334-347, 2001.

[25] 竹田康彦：さまざまな障害, 治療の場において――摂食障害．（青木省三, 中川彰子編）専門医のための精神科臨床リュミエール11, 精神療法．中山書店, 2009.

[26] 津田一郎：カオス的脳観．サイエンス社, 1990.

[27] 内村英幸：精神と物質との接点．（内村英幸編）情動と脳――精神疾患の物質的基礎――．262-288, 金剛出版, 1981.

[28] 内村英幸：「あるがまま」の思想と規範の崩壊．（内村英幸編）森田療法を超えて．18-19, 金剛出版, 1992.
[29] 内村英幸：身体と家族．（内村英幸編）森田療法を超えて．269-291, 金剛出版, 1992.
[30] 内村英幸, 田原孝：分裂病病因に関するトランスミッター研究の現況．精神医学, 36；564-570, 1994.
[31] 内村英幸：精神療法における身体性について．森田療法学会誌, 8；195-199, 1997.
[32] 内村英幸：森田療法と強迫障害．35；20-25, 精神療法, 2009.
[33] 内村英幸：森田療法における病態と介入のポイント——特に「純な心」について——．精神療法, 37；287-292, 2011.
[34] 内村英幸, 竹田康彦：弁証法的行動療法と森田療法の治療観と戦略．精神医学, 54；366-368, 2012.
[35] 内村英幸：治療抵抗性の強迫症／強迫性障害のaripiprazole増強療法——脳に関する心理療法——．九州神経精神医学雑誌, 62；116-119, 2016.
[36] Wallon H: Rapports affectifs; les émotions. 1938.（浜口寿美男訳編）ワロン／身体・自我・社会．149-182, ミネルヴァ書房, 1983.
[37] Wallon H: Importance du movement dans le dévelopment psychologique de l'enfant. 1956.（浜口寿美男訳編）ワロン／身体・自我・社会．138-148, ミネルヴァ書房, 1983.

第10章

「純な心・一次感情」と「行動・作業」の認知プロセスについて
システム現象学との呼応

はじめに

　認知・行動療法と森田療法の橋渡し的な弁証法的行動療法の登場によって，これらを統合してゆくことを実践してきた。認知・行動療法は非機能的になっている行動・運動を変容させていき，そして固定化した「認知」の視座を増やしていくことにより治療を行う。教科書的な治療の説明では，刺激－思考－感情－行動といった直線的な関係として示されているが，実際の治療では非機能的な行動・運動は行動・運動を変化させてゆき，考え方や物事の捉え方は別の視座を作り考え方や捉え方の習慣を変化させており，行動・運動と認知・思考とは独立した系として考え，その連動として生活における機能的な行為が形成されてゆくことを目指している。ここでは感情は行動・運動や認知の変化から直線的に変化はしない。情動系は行動や認知の選択肢を調整する媒介変数として作用しており，強度をいかに調整するかは治療者の力量や治療者－患者関係に委ねられている。弁証法的行動療法 [12] やマインドフルネス・ストレス低減法 [5] は情動系に働きかける方法をエクササイズとして提示することで，治療者や関係性に委ねられており漠然としていた部分を一定レベルまで共通させることを可能にした。身体に生じる感覚・感情に注目していくことを繰り返し，身体から発せられる願望・欲求を捉えていくエクササイズの導入である。「認知」レベルでエクササイズを把握し意識的に実践していくが，体得されるという行動・運動レベルでエクササイズが自動的になされていくことを目指している。そのことで実践行為的認知を重視する森田療法との重なりが生じ，森田療法との併用が可能となる。弁証法的行動療法や森田療法で治療の重要ポイントである「純な心・一次感情」と森田療法に

おける「作業」における「認知」過程について検討したい。

I　純な心・動機づけを伴う一次感情の認知法
——ゴールド・スター・プラクティス[23]

　森田療法における「純な心」とは,「善悪, 是非とかいう理想的の予定を没却して, 拘泥のない素直な自分自身になった時, 初めて体験されることである」として,「感じ−直観」を重視した。また感情即欲望あるいは願望を示している。他方, 弁証法的行動療法でも一次感情を思考以前の感覚・感情として示している。臨床現場で特に思春期の患者や若い治療者に「純な心」や「一次感情」をつかむことを促してもなかなかできない。知性で平板化した生活世界の中で成長してきた文脈が背景にあるからかもしれない。純な心や一次感情をつかむこと自体を方法とて練習させ, 生活世界に奥行きが出て豊かになる経験をさせていく必要がある。弁証法的行動療法や第三世代の認知・行動療法ではマインドフルネスにこの練習を求めているが, 瞑想と同様に曖昧な方法となっている。ソマティック心理学の1つにWilberによるインテグラル理論[23]という方法論がある。自然・心・身体・世界・文明など全ての領域を視野にいれ, 個と集団, 内面と外面などを統合止揚することやアーカイックな意識レベルからインテグラルな意識レベルまで包摂しつつ自己成長を促すことを具体的に示している方法がある。詳細は省くが, その中でゴールド・スター・プラクティスという方法が,「純な心」や「一次感情」をつかむ方法として役立つ。精神療法でいう投影や抑圧や転移を扱っており, 臨床家にとっては常識的なものである。

　ゴールド・スター・プラクティスは, まず3つのステップからなる。具体的な例をあげながら説明する。患者が「友人のAちゃんと遊ぶとイライラする」と相談にきたケースで考える。

　①第一ステップの3人称のワーク,「それと向き合うこと」を指導する。対象（人物, 状況, イメージ, 感覚）を詳細に観察する。Aちゃんと遊ぶ状況を詳細に観察させる。「前回遊んだ状況全てに腹がたった。彼女は甘えて, 母親の言いなりで, 安定しているが退屈な生活をしている。冒険できたらもっ

と楽しい人生になるのに。彼女は自立していないと思うと怒りが湧く」と3人称の代名詞を用いて描写して書かせる。

次に，②第2ステップの2人称のワーク，「それに話しかけること」を指導する。対象を2人称（あなた，おまえ）で呼び話しかけ，対象がどう答えるか想像して書きとめさせる。「どうしてあなたは母親の言いなりになるの？──そんなことはないよ，ただ母親は私の将来を心配してくれて助言してくれているから尊重しているだけ。どうしてあなたは退屈な生活に満足しているの？──退屈じゃないよ，満足しているよ。どうしてあなたは自立しないの？──今は今のままでいい，安定しているから」。この対話で，Aちゃんが安心感と安定を求めており，ワクワクした人生を求めてはいないことがわかってくる。一方患者は，冒険し，現状を自分で打破して可能性を追求することに価値を見いだしていることがわかる。

最後に，③第3ステップの1人称のワーク，「それになること」を指導する。1人称の代名詞を用いて対象になりきる。意識して生じる言葉（感情，思考，欲求）を書きとめる。患者はAちゃんになりきり，「私は安心感と安定した将来がきちんとしている人生を求めている」といった具合に，「私は〜です」と対象と同一化する言葉で書かせる。患者は，自分が安心感と安定に対する欲求や願望を無理矢理放棄しており，それ故にAちゃんの言動に簡単に刺激を受けていることに気づき，さらに，誰でもそうであるように相反する欲求を持っていることに気づく。1つは冒険・興奮・好奇心・自己実現・注目される欲求であり，もう1つは，安心・安定・予測可能性・繋合希求といった欲求である。2つ目の欲求を放棄あるいは抑圧せねばならなかった患者の人生の文脈への気づきを傾聴して認証・受容してゆく。患者は，仕事や趣味を楽しんでいる母親を理想化し過ぎていたと気づき，2つ目の欲求と表裏一体としてある，母親に十分かまってもらえぬ「怒りと寂しさ」，さらに自分に対して，そのままで良いと思えない「悲しさ」があることに気づいた。

このようにインテグラル理論の方法を用いると，患者のAちゃんに対する怒りは二次的な感情であり，一次感情は「寂しさおよび母への怒り」「悲しさ」であることがわかる。相即・対性としての欲求・願望は，「母に構ってもらい，人と繋がり，安心・安定した人生を送りたい」とつかむことができ，

表10-1 純な心，一次感情の認知法
(Wilber他著，鈴木則夫訳：インテグラル・ライフ．春秋社，2010を改変)

〈純な心，動機付けを伴う一次感情の認識法〉

• Wilber（インテグラル理論）のゴールドスター・プラクティスが役立つ

①第1ステップ（3人称のワーク）－それと向き合うこと
  対象（人物，状況，イメージ，感覚）を詳細に観察
                    ↓
  3人称の代名詞（彼，彼女，彼ら，それ）を用いて細かく描写して書く

②第2ステップ（2人称のワーク）－それに話しかけること
  対象を2人称（あなた，おまえ）で呼び話しかける
                    ↓
  対象がどう答えるか想像して書きとめる

③第3ステップ（1人称のワーク）－それになること
  1人称の代名詞を用い対象になりきる
                    ↓
  意識に生じる言葉（感情，思考，欲求）を書きとめる
                    ↓
  対象と自己はまさに1つである
  同一化する言葉を書きとめる，「私は〜です」という形にする
                    ↓
  疎外してきた意識や欲望を明確に自分のものとして実感する

「動機づけを伴った一次感情」や「純な心」がみえてくる（表10-1）。

II 森田療法の作業における「認知」の扱い方

1. オートポイエーシス理論[13]とデュアル・エクササイズ

　いわゆる認知行動療法などに使用される「認知」は「知る」ことを基調にしている。最近精神科神経科領域で話題になっているシステム論にオートポイエーシス理論がある。高次脳機能障害のリハビリテーション領域でのPerfettiの認知運動療法[16]や脳性麻痺児に対する人見眞理の治療[4]をはじめ，最近ではマインドフル・フォーカシング[19]，オープンダイアローグ[20]，

ブレイン・スポッティング[2]，ソマティック・エクスピリエンシング[11]と
いった治療方法に理論が適用されている。この理論はMaturanaとVarelaが提
唱した有機体の第3世代システム論であり，有機体は閉鎖系のハイパーサー
クルとして作動し，産出と再産出を反復しながら自己創発し続け，個体性・
自立性・境界の自己決定（内も外もない）・入力も出力もないことを特徴とす
るシステム論である。我が国でオートポイエーシス理論を発展させ「システ
ム現象学」を唱える河本英夫[6]は，脳の頭頂連合野の手前の感覚運動野のよ
うに認知と運動が分離しないで行われている広大な領域があり，そこでは思
考・記憶・判断・言語という高次認知機能の手前で作動している，「知る」と
いう「知覚としての働き」と「認知行為としての働き」（すなわち認知と行為
が同時になされているような事態，「感じ−直観」の行動）が予想され，認知
行為は自己と世界との関わりを組織化することに関与するのではないかと考
えた。知覚は頭頂葉腹側回路（「何？」の回路）でなされ認知行為は頭頂葉背
側回路（「いかに？」の回路）が関連しているのではないかとした。さらに行
為と知覚が同時進行している場合，進行を支えるのは行為であり，知覚は二
次的であるとし，体験的生のもっとも基本的な事態を認知行為とした。作業
やリハビリテーションにおいて，認知行為の重要性を指摘し，オートポイエー
シス・システムとしての治療論を展開している（ちなみに連合野は「常に同
時に」といった機能を担っているのではないかとしている）。

　オートポイエーシス・システムとは，みずからを産出したシステムを再産
出することができるような構成素が存在する時，直ちにシステムとして作動
を開始し，作動することを通じて構成素によって指定される位相空間内[13]
に存在する（物理的空間ではない）。思考−感情−行動−結果のような要素に
よって直線的なシステムではなく，思考は思考を運動は運動だけを産出する
各閉鎖的円環状のシステムとして位相空間に存在し，構造的カップリングし
てお互いのシステムが影響しあっているだけであると考える多並列分散系の
理論である。構造的カップリングとは，「密な間接性」[1]のことであり，シ
ステム現象学用語で「相互に決定関係のない媒介変数を提供しあっている状
態」をいう。例えば「思考」を産出する「思考系システム」は思考訓練だけ
により形成され，「運動」を産出する「運動系システム」は運動訓練だけによ

り基本的には形成され，同時に訓練がなされることにより，構造的カップリングが形成されると考える。人見眞理[4]は同時に訓練する課題を「デュアル・タスク」と呼ぶ。オートポイエーシス・モデルは，認知－運動や認知－行動といった直線的な能力拡張・増殖分化の基本モデルとは違い，神経シナプス形成の「縮退」（機能性の形成の際に，機能回路以前の段階でネットワーク回路は縦横無尽に形成されており，その中で機能的作動を繰り返した複雑なものが自ずと生き残るアポトーシスのような仕組みとセル・アッセンブリをなす仕組み，切り絵型モデル）の知見とより合致する。認知・行動療法において，認知（思考）修正だけでは認知（思考）修正しかなされず感情や行動の変容は見込みにくく，感情や行動を修正するためには，同時に感情システム（閉鎖的円環状システムではない）の訓練，行動システムの訓練をしていく，いわゆる「デュアル・エクササイズ」を行うことで，ほどよい構造的カップリングがなされていくかを診ていくことが大切である。

2. 発達とシステム現象学

　現象学においては，ヒトという主体は自身の身体とその囲繞としての身体性において実践的行為により生活世界を生きるとしている。自己身体と身体性は，原初的には，自他未分の生命（生でもあり死でもあるKerényiと木村敏[9]のいうゾーエー）であり，Merleau-Ponty[14]によれば「肉」であり，Husserl[24]の受動的綜合の領野であると示せる。人は出生してしばらくは混沌とした共感覚的世界で自他融合した状態（共生身体）である。母親の眼差しと自身の眼差しの交差にわずかな差異が生じ，自他が分かれ主体と母親が同時に萌芽するが，融和した情動調律がある二重身体の段階であり安心した状態の中で少しずつ自己疎外を経験してゆく。Merleau-Pontyのいう窪みと肉の襞のさざ波が出現する段階，Husserlの発生的現象学によると受動的綜合の領野に含蓄的志向性が作動しだしキネステーゼにより自他が急速に区別される段階，Kerényiと木村敏によるビオスの分化が起こる段階を繰り返し，自己の身体や身体性が鋳造されると同時に他者が自覚され分化する。一方では，自他未分の生命・肉は「窪み」の深淵に常在しており，自他は常に通底している。西田幾多郎[17]は「私は私の底を通じて汝へ，汝は汝の底を通じて私

へ結合するのである」と述べている。間身体性の共振や共感が可能であるのは，通底した生命・肉があるからである。相互主体の身体行為において能動−受動の交差・反転が繰り返されることで経験が身体に沈殿していき，個としての生との関わりである態勢，スタイルや文化，歴史の分厚い肉が層をなしていき規範身体となる。次第に意識レベルでのノエシス−ノエマの充実と空虚化が繰り返され，鏡像段階などをへてそれぞれの主体が顕現し自己や他者の身体が自覚される。さらに言語が加わり身体・身体性が多様化していき抽象身体となるが，通底した生命・肉は依然としてあり，孤立した主体はありえず，相互主体と常に「ともにいきる，繋がった」状態として生活世界をヒトは身体を伴う行為をしながら生きている。身体を伴う行為の場面では，現象学的な体験と生との間には隔たりがあり，生の深みに直面すると現象学的還元を何度も訂正しなければならない。よって，「プロセスとしての現象学的還元」が要求される。プロセスのさなかに現象学的なまなざしを導入する探求の仕方が必要になる。現象学的な経験の進行に，システム的な機構が内在化するように組み立てることで，河本[6]の「システム現象学」が成立する。身体的行為・動作においては，運動と認知は単に連動するだけではなく，それぞれの作動に応じて他を無視する働きがあると考えられる。意識が消えていく度合いに応じてシステムの自然性が出現し，システムの自然性が解除される度合いに応じて，意識に実践的な工夫が要請されるような行為の現象学が成立するという。

3. 「知る行為」の働き

　河本は，臨床において必要な「知る行為」の働きを，以下の11項目に分けている[7]。

　①注意，②気づき（西田哲学での自覚，個々の経験の背後にある普遍的意識ないし統一力），③触覚性力覚（位置覚や延長覚の様な物で，運動が別の認知機能としても作動し，運動と認知が二重作動しながら様々な働きを形成していく），④感覚（特性として感覚するものとされるものが分離しないこと），⑤強度（世界の中に出現する変化率），⑥まなざす行為・位置（ランディング・サイト・身体力感），⑦イメージ，⑧想起，⑨予期（知覚とは行為のさな

かでは予期である），⑩選択（判断の手前で何かを選んでしまう事），⑪もろもろの高次機能である。

①～⑩はいずれも認知と運動（行為）が分離しない認知行為としての実践能力であり，単なる思考としての認知機能ではない。この能力に働きかけることが臨床の基本であるという。

森田療法の作業は主に認知行為能力に働きかけるが，認知・行動療法は⑪の高次機能に主に働きかける。意識の間接的活用や注意の分散（主注意，従注意）を活用するエクササイズ，単なる行動ではなく，それが自分は「できる」あるいは「自ずとできる」という局面に関わる能力の形成に関わるエクササイズを反復することが神経ネットワークの知見からも重要である。

例えば，森田療法の作業期において，ある患者が花瓶に活けてある花をぼんやりと見つめている。日が当たらずに何枚かの葉は萎れている。咲いている花びらに意識・注意が焦点づけられているのがわかる。「葉が萎れてますね」と語りかけると，患者はハッとして日当たりの良い場所に花瓶を移動させ，花瓶の水をかえた。「水は冷たかったか，花の匂いはどうだったか，おいた場所の光の加減や温度はどうであったか」などを問答してゆき，最後に労い感謝する。この指導は，意識は「知る」働きにおいては焦点化の方へ強いバイアスがかかりやすいが，意識それ自体は実践的調整能力であり，注意の場所を開き，そこに選択的な強さの違いをつけ，分散的に注意を活用することができることを体験させたといえる。森田療法の作業にはこれらのエクササイズの方法が盛り込まれており，安定した生き方の認得・作動につながり，結果として自ずと安定し，回復することになるのだと考えられる。症状は単なる産出物にすぎず，不問にしてよいこととなる。また認知・行動療法ではマインドフルネスの技法やスキルトレーニングで①～⑩に対してエクササイズを個別に行い，生活を行いやすくさせ，自己効力感を養い生活の流れを作ることが大切である。

河本[7]が認知神経リハビリテーション（認知運動療法）でPerfettiが提起した「情報世界論の図式」を臨床に適合するように改変している（図10-1）。それ自体で自己形成の回路を持つ，身体内感系と中枢神経系が「カップリング」し繰り返し相互に連動する。システム論では，システム外のものを環境

第10章「純な心・一次感情」と「行動・作業」の認知プロセスについて　145

〈臨床で重要な認知的働き〉
1　注意　2　気づき　3　触覚的力覚　4　感覚　5　強度　6　まなざす行為・位置
7　イメージ　8　想起　9　予期（知覚）10　選択　11もろもろの高次機能
・直線的な能力拡張，増殖分化モデルから多並行分散系（オートポイエーシス）モデルへ
・意識の間接的活用や注意の分散（主注意，従注意）を活用するエクササイズ
・自分は「出来る」「自ずとできる」局面の　能力形成に関わるエクササイズ

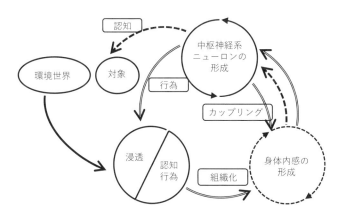

図10-1　行動・作業の認知プロセスと情報世界論図式
（河本英夫：臨床するオートポイエーシス．青土社，2010より引用）

と呼び，通常の人を取り巻く環境とは意味が違う。この環境世界とは，「浸透」というカップリングの1つのモード（感知されず，受容される要素の入力。例えば空気の振動のうちで音として感知されるのはごく限定された範囲であり，脳にとって快感をもたらすとされる20kHzは音として感知されておらず受容されている，他に光・湿度・重力なども浸透を利用する環境要素である）と認知行為とで接点をもち，自己組織化され，身内内感系を形成する。そのために作業の「場」を整えることが重要になる。光や温度・湿度，床や家具の心地よさ，五感を刺激する材料などを工夫し，参加者の雰囲気を穏やかに保つようにスタッフが配慮していることがまず大切であり，このことで，治療の場としての家庭的治療構造が必要とされる。そして治療者は，先にあ

げた認知行為の働きの10項目を視野にいれて，患者の行動になりこみ（なり
きり），指導をしていく。森田正馬は，なりこみとそれにあった臨機応変な間
身体性の共感・共振と間主観性の指導に長けていたことが，森田と患者の対
話から伺える[20]。我々も10項目を視野に入れることで少しは作業の仕方と
患者になりこむ間身体性の指導の仕方が可能になると思う。

　穏やかな作業場で作業することで，環境世界が浸透し認知行為が作動され
ることを繰り返し自己再組織化されていき，形成された身体内感系システム
とカップリングした中枢神経系システムが対象を知る（認知）と同時に新た
な行為（認知行為）が生成され続け，大きな1つの円環的閉鎖システムが形
成される。身体内感系が自己形成される過程を，感情や感じをつかむことを
反復させ気づかせていく。さらにカップリングした中枢神経系が自己形成さ
れていき対象の捉え方の奥行きがまし，注意の焦点化と分散が円滑に移動し
てゆく。複線的な感じ－直観の行為が出現し，生活世界が描き直され，生活
が豊かになる循環を繰り返す。このことで，「神経ネットワークの縮退」や
Hebbの法則[3]によるコネクショニズム[18]が起こり，生き方が変わること
と症状がおのずと消退することを可能にする。また中枢神経系に働きかける
ように思われるメタファーなどを多用した指導は，治療者の姿勢や仕草や穏
やかさ，そして口調や声音や間合いが，言葉とともに，まず浸透や認知行為
（聴く，視る，感じるなど）から身体内感系とカップリングした中枢神経系へ
ともに浸透し，自己形成を促してゆく（身につき，腑に落ちる体感が生じ，
気づきが得られ，他の動作や行動への汎化が獲得される）。このようにオート
ポイエーシス・システムや河本の「情報世界論」から森田療法の作業をみて
いくことは，治療のポイントと意味を知る上で面白く有用であり，今後さら
なる検討が期待される分野であると思う。

III　症例をとおして

　私のクリニックでは，パン作りグループで森田的作業を行っている。10人
前後の中学生から大学生で構成されている。中学生のBさんは，不登校・外
傷後ストレス障害で受診した。幼少時に両親が離婚し，母親の実家で養育さ

れた。高齢で精神疾患のある祖父と厳しい祖母と仕事に多忙な母親の中で甘えられなかった。元来真面目で神経質な性格。保育園の頃に保育士から虐待を受け，警察が介入した。小学校入学後は成績上位であり，いつも大人の顔色をうかがい生活していたという。小学校6年生の時に，担任教師から障碍を持ったクラスメートのお世話がかりを頼まれた。登下校を一緒にするように言われ，仲良しだった子と登下校が別になった。次第に孤立し，陰口や無視などのいじめを受けた。さらに「あなたと一緒だといじめられるから嫌だ」と障碍をもったクラスメートについ言ってしまい，その子が不登校となった。担任教師から連日叱責され，私のせいだと自責的となった。周囲の視線に怯え，身体が硬直する状態が続くようになった。社会科の授業の模擬裁判で，人殺しの被告人役に指名され，死刑の判決を言い渡された。この頃から離人症状が出現し，周囲が生気なく色あせて感じるようになった。視線に怯えていた頃よりは，むしろ学校生活はしやすくなったという。校区外の中学に進学したが，同状態は持続し倦怠感や意欲低下が出現し不登校となった。家に引きこもりインターネットだけが外との繋がりであり，昼夜逆転してインターネットの世界にはまり込むようになった。母親に連れられてクリニックを受診した。Bさんは，最初は主治医との診察を怖がり，代わりに女性心理士や看護師と少しずつともに過ごすことから通院が始まった。森田療法のパン作りのグループ活動に興味を示すようになり，グループにはいれるような工夫をしながら，スタッフが寄り添う形でグループに導入し，次第に，パン作り作業に皆とお喋りしながら参加できる様になった。この過程で主治医との診察も可能となり，学校に登校できるようになった。Bさんの森田療法の作業グループで行った治療を提示し説明する。

1. 作業導入期——触覚の再生と安心感

　最初は，Bさんは作業の場で緊張して床に踞り硬直していた。「ライナスの毛布」で表されるように，触覚的に場をしめることで情緒的に安定できることが知られている。柔らかいタオルケット（Winnicott[22]の言う母親の代理物としての移行対象，感覚的次元）を頭から包むようにかけて，その場で「ただ過ごす」ことを行わせた。スマートホンをみながら過ごしたが，次第にタ

オルケットの中でしきりにモゾモゾと手足や身体を動かす様になった。タオルケットの中がBさんの生活世界であり、内も外もない空間として機能した。タオルケットと触れる皮膚の感触や身体の動きに注意を向ける様に促すと、タオルケットを引っ張ったりして遊び笑う様になった。身体と自分の身体から独立したタオルケットとの関わりを通して、社会的触覚を取り戻した過程であり、身体がタオルケットと触れ合うことで情緒的に安定し、自己の触知・運動感への内的な気づきや身体運動と二重作動している知覚である河本のいう触覚性力覚への気づきが起こり、自分自身を感じる－感じないといった内外の区分を反復していくことで自己再組織化が行われた過程といえる。また、同時に他人とのコミュニケーションの手前の情緒の回復が得られ、安心感が形成されたといえる。Merleau-Ponty [15] は、自分の片方の手でもう片方の手で触れる際に生じる二重感覚、そしてその延長として他者があり、自己と他者は同じ肉の器官であるという。まず、Bさんもタオルを引っぱり、タオルに引っ張られる感触を通して、自分の身体内感・身体力感・運動感への気づき、身体保持感（西田哲学での我に於いて我を知る事）を獲得した。タオルケットから顔をだして、チョコチョコと動き回るようになり、チラチラとパン作りをしているメンバーを眺めるようになった。診察では動く時の床の感触（触覚性力覚）や身体感覚の心地よさ等や湧いてくる身体の動きを聴いた。徐々に自分の触覚性運動感覚を中心とした身体感覚やその時々に体験した感情を言語化できるようなった。身体内感系と中枢神経系がカップリングし、実践知・行為知である触覚を利用することで、世界やものとのかかわりかたが組織化されていった。さらに、Bさんに「今、ここ」の自分の姿勢に注意を向ける指導を行い、バランスを崩し－整える過程の身体感覚を感じさせた。まなざす位置としてのランディング・サイトの可動域を増やし、安定させた。まなざす位置がえられると同時にまなざす行為が増え、意識が外側に場を占めるようになった。チラチラとメンバーに視線を送るようになり、メンバーと融和的にまなざし－まなざされる状況が増えた。この意識の動きは、導入期の治療のプロセスが進展していることを示している。

2. 作業期──内外の意識の流動性，融即と分離

　次第にタオルケットを手放し，パン作りに参加するようになった。硬い生地を，足を踏ん張り床に支えられ，腰やおなかを中心にぐいぐいと捏ねさせ，段々と生地が柔らかく，そして温かくなる感触を体験した。直接的にパンとの接触を通すことで内発性の起動を促す。「面白い」と作業に夢中になった。さらに，テーブルに並べられた，捏ねる前の丸い・硬い生地と捏ねた後の丸く同じ形の柔らかいパン生地の区別がパッとできる様になった。河本[6]は発達のための必要条件の3つをあげている。第一に体験レベルの体感的差異の気づき，第二に行為の選択性の出現，第三に本質直観（世界内のしばり）の形成であるが，この3つの必要条件が獲得されたことがわかる。スタッフはBさんから離れ，パンを捏ねることをBさんに任せた。Bさんは，硬い一塊のパン粉を必死な形相で，ある程度柔らかくなるまで，テーブルに叩きつけた。上手く捏ねた時の「柔らかさ」を思い出し，これ位の動きで叩きつけるとよいだろうとイメージし，加減を予期し工夫するまで繰り返し作業を行った。診察では，みずからの内だと思われていた物の中に，外を見出し，みずからの外と思われていたパンの生地の中に内なる自己が見出されるといった，絶えず内外を生み出す差異や強度を通して，融合と分離を含んだ個体化が起きていく過程を経ているかを診ていき，助言や指導を行った。パン（対人的次元の移行対象として機能）を捏ねて「柔らかさ・温かさ」といった触覚に伴う安心感がじわじわと得られるに従い触覚的運動感覚を伴った行動が広がり，活動範囲が広がり，メンバーとの接触も増えた。作業の場といった空間全体を包み込む「柔らかく」「温かい」球体状の触覚性を伴った空間が「今，ここ」の自分の身体を中心として広がっていくようであるとBさんは語った。また安全な雰囲気，情態性といった「馴染み」感を得ることで過ごしやすくなった。

3. 対人関係回復──相互主体性の獲得

　Bさんは，自分に敵対した雰囲気をかもしだす硬質な「マネキン人形」と感じていたメンバーが，次第に柔らかく，おなじみの「仲間たち」として感じるようになり，分担作業やメンバーの作業の手伝いをするようになった。

共同作業で，導入期で基本的安心感が体得されたことをベースに安心感が作業の場やメンバー全員に拡がったといえる。仲間たちがタオルケットやパンの代わりに機能し，心地よい作業場の雰囲気が浸透し，身体的な安心感をもたらすことで，移行対象はその意味を失い不要となり，意識のモードは外的世界へと拡張したと考えられる。さらに信頼感に裏打ちされた社会的触覚が形成され，ほどよい情勢的かかわりが組織化され，運動主体感が形成され自然にスーと動くようになり，他者とも安心して関わり－関わられる関係が得られたといえる。パンの焼ける香ばしい匂いや焼けてふわふわして温かい手触りやおいしい味に注意を向け，「メンバーとそのことを話題に会話する」といった体験をさせた。そのことを通して，注意の集中と分散が促され，また心地よい雰囲気の中で，馴染みある仲間と，見る－見られる，話す－話される，関心を向ける－向けられるといった相互的な能動－受動の交差・反転を反復して体験した。そして志向点の遠心化と求心化（他者視点と自己視点）の切り替え力が養われ，間主観的に相互主体性として相手の思いがわかるようなった。自己中心的な考えや症状へのとらわれが減り，「多分なんとかなる，できると思う」と語り，学校に復学した。Merleau-Ponty[14] に倣うと，あらゆるものが未分化で混沌とした世界の中で，作業することで，うねりが生じ，さざ波がたち，まず，自分自身を「感覚するもの」として際立たせる「第一の裂開」が生じ（タオルケットのワーク），次に「感覚するもの－感覚されるもの」といった二重感覚（擬人化されたパンの生地）を通し，自己－他者の区別が出現する「第2の裂開」が生じ，メンバーとの会話により，「見るもの－見られるもの」として個別化してパースペクティブが広がり，相互主体性を獲得する「第3の裂開」が生じ，成長した過程と言える。診察では，さらに細かく家での生活の仕方にも広げて，体験が汎化されるように介入している。補足として，Bさんに「なりきり・なりこみ」ながら，Bさんや取り囲む患者，観察者の治療者の間でおこることを間身体性・間主観性にとらえて，理論に照らし合わせ考察するためには，鯨岡[10] の「エピソード記述法」のような方法で作業で生じた体験をスタッフや患者全員で共有していくことも作業の進め方として大切であると思う。

おわりに

①Wilberのインテグラル理論と河本のシステム現象学的視点から，治療上重要な「純な心・一次感情」の認知法と「行動・作業」の認知行為のプロセスについて具体的な例を示しながら述べた。認知的働きの過程を示す10項目を視野に入れることで行動の構造の見立てや治療ポイントが少しは可能になると考えている。

②周産期脳損傷重症児のリハビリテーションに対しての認知運動療法の実践では，二重作動を導入した「デュアル・タスク」が必要だと人見は強調している。焦点的注意を含む認知の活用では，介入した局所の改善しか見込めず，行動能力の形成にはならない。むしろ，意識の本性は，注意の分散であり，焦点的な注意を解除することが個々の場面では必要になる。例えば，片麻痺の場合，立位であれば固定されたものに手でつかまるだけで，バランスをとらなければならないという意識は背景化する。その上で床の上に目印のパネルを置き，指定された位置のパネルを使いやすい健側で踏み込むなどの課題を色々行うと同時に患側ではおのずと自動的に体勢の支持が起こっている。このような二重の課題を与えていく。この「デュアル・タスク」の技法が，行動療法や森田療法の作業期での回復を自ずともたらす技法に関連はないのだろうかと興味を持っている。

　森田療法は，「とらわれ」という焦点的注意を「今ここ」の環境の状況に分散的に注意を向け，環境状況の認知と同時に10項目を体験しながら作業するという「デュアル・エクササイズ」を展開しているともいえる。他方，行動療法では，森田療法とは逆に暴露反応妨害（ERP）で焦点的注意を強化して脱感作し焦点的注意が解除されるが，介入した局所の改善しか起こらない。これをステップアップしながら続けると生活全般が改善される「汎化」が起こる。この「汎化」がどうして生じるのかの機序がよくわかっていない。おそらく，森田療法と同じ「今ここ」の日常生活の注意分散を課題にした「デュアル・エクササイズ」を治療者が治療後期に，モデリングや随伴性マネージメントを通して無意識に取り入れているように思える。これらの検証を試みている。

さらに自己組織化のプロセスでは分岐点（カスケード）があり，リハビリでは選択的な分岐点を創発（急に回復へ進展し，一気に変換・相転移）することが重要だと河本は指摘する[8]。この分岐点や新たな創発は，治療を進めていると，状況の偶然の変化と感じられる変化によって生じるのを実感する。指導・介入のポイントがないかを探っている。

文献

[1] 荒川修作／マドリン・ギンズ，河本英夫訳：建築する身体──人間を超えていくために．春秋社，2004.

[2] Grand D: Brainspotting; The Revolutionary New Therapy for Rapid and Effective Change（藤本昌樹監訳，藤本昌樹，鈴木孝信訳）ブレインスポッティング入門．星和書店，2017.

[3] Hebb DO: The Organization of Behavior; A Neuropsychological Theory. Wiley, New York, 1949.

[4] 人見眞理：発達とは何か──リハビリの臨床と現象学．青土社，2012.

[5] Kabat-Zinn J: Full Catastorophe Living; Using the Wisdom of Your Body and Mind to Face Stress, Pain and Illness. Delacorte, New york, 1990.（春木豊訳）マインドフルネスストレス低減法．北大路書房，2007.

[6] 河本英夫：システム現象学──オートポイエーシスの第四領域，新曜社，2006.

[7] 河本英夫：臨床するオートポイエーシス──体験的世界の変容と再生．青土社，2010.

[8] 河本英夫：損傷したシステムはいかに創発・再生するか──オートポイエーシスの第五領域，新曜社，2014.

[9] 木村敏：臨床哲学対話 命の臨床 木村敏対談集1．あいだの哲学 木村敏対談集2．青土社，2017.

[10] 鯨岡峻：なぜエピソード記述なのか──「接面」の心理学のために．東京大学出版会，2013.

[11] Lavine PA：Unspoken Voice. North Atlantic Books, CA, 2010.（池島良子訳）身体に閉じ込められたトラウマ．星和書店，2016.

[12] Linehan MM: Cognitive Behavioral Treatment of Borderline Personality Disorder. Guilford Press, 1993.（大野裕監訳）境界性パーソナリティ障害の弁証法的行動療法．誠信書房，2007.

[13] Maturana HR & Varela FJ: Autopoiesis And Cognition; The Realization of The Living. D. Reidel Publishing Company, Dordrecht Holland, 1980.（河本英夫訳）オートポイエーシス──生命システムとは何か．国文社，1991.

[14] Merleau-Ponty M: Le visible et l'invisible. Gallimard, Paris, 1964.（中島盛夫監訳）見えるものと見えないもの．法政大学出版，1994.

[15] Merleau-Ponty M: Phenomenologie de perception, Gallimard, Paris, 1945.（竹内芳郎，

木田元, 宮本忠雄訳）知覚の現象学2. みすず書房, 1974.

[16] 宮本省三：リハビリテーション身体論──認知運動療法の臨床×哲学. 青土社, 2010.

[17] 西田幾多郎／小坂国継 全注釈：善の研究. 講談社, 2006.

[18] 信原幸弘, 河本英夫：心と体のポイエーシス. 現代思想 特集オートポイエーシスの源流. 青土社, 2001.

[19] Rome DI: Your Body Knows the Answer. Shambhala Publications Inc, 2014.（日笠真摩, 高橋健一訳）マインドフル・フォーカシング. 創元社, 2016.

[20] 斎藤環著, 訳：オープンダイアローグとは何か. 医学書院, 2015.

[21] 生活の発見会編：現代に生きる森田正馬のことばⅠ・Ⅱ. 白揚社, 1998.

[22] 館直彦：ウィニコットを学ぶ──対話することと創造すること──. 岩崎学術出版社, 2013.

[23] Wilber K, Patten T, Leonard A and Morelli M.: Integral Life Practice. Shambhala Publications, 2004.（鈴木則夫訳）インテグラル・ライフ──自己成長の設計図. 春秋社, 2010.

[24] 山口一郎：存在から生成へ──フッサール発生的現象学研究. 知泉書館, 2005.

第11章

発達的身体論の概要と
神経基盤

はじめに

　自己と他者との関係性など社会脳についての認知神経科学・自己神経科学の研究は近年著しく発展してきており，「心と脳」の媒体としての身体論をふまえた精神療法について論じることが重要になってきたと思われる。西欧では認知神経科学，心理学，現象学など理論をふまえた実践的な身体技法が着実に進化しているし，心と脳の対話に「心としての身体」を抜きにして語れなくなってきている[12]。古来，西欧の理性知に対して東洋の身体知といわれてきたが，わが国では，ストレス解消の身体技法についての一般向けの啓蒙書は数多く出版されているが，精神医学では心理的技法としての身体技法はあまり認知されていないし，関心が薄いようだ。自然に調和した柔軟な身体を見失ってきた今日，心としての身体の発達的視点からの身体論と身体技法について全体の流れを整理して臨床に生かしてゆきたいのが本論の目的である。心の身体論については，Wallon[39]，Merleau-Ponty[17]，市川[7]，佐々木[26]，大沢[24]らの考え方を基に整理してきた[33, 34, 36]。ここでは，自他癒合ミラー神経回路と自他分離メンタライジング神経回路[注1, 2]，さらに，基本的自己デフォルトモード神経回路[注3]などが解明されてきた最近の認知神経科学の知見を加えて，心の発達としての身体論の概要を考えてみたい。認知神経科学は，確かに著しく発展してきたが，社会脳・自己神経科学に関する知見は断片的で未知の分野が多く，ここでは，飛躍した推論もあることを断っておきたい。

Ⅰ　心としての身体の発達と神経基盤

1．共鳴・共生身体

　新生児は，生後数時間から，母親が舌を出せば同期して舌を出すなど多くの共鳴動作（coaction）はよく知られている[9, 26]。混沌とした共鳴動作の中から，快と不快を軸に相矛盾した両価性を根底に抱え統合止揚を繰り返しながら成長する。自己・自我という意識の統一体としての自己組織化の萌芽も生起してくる。この共鳴動作は，成人後も会話の時，鏡のような関係で頭，肩，手などをお互い動かしており，相互シンクロニーと呼ばれている。身体は意識の介入の前に世界のあるがままの姿を映す鏡であり，万能の認識の共振体の「場」である[26]。1990年代にこれらの現象の脳内ミラーニューロンが，Rizzolattiらによって発見されたことは，認知神経科学に大きなインパクトを与えた。さらに，言語の起源に関連する「エコー・ミラーニューロン系」も見出された[25]。高次の心が身体的言語から抽象的・内的言語に支えられて発展する基盤がここにある。Merleau-Pontyは，「コミュニケーションは，成人になっても自己と他者と社会が癒合した関係が存在するためである。私でもない，他者のものでもない，いわば無人称の「ひと」の身体であり，私のこの間身体性を通して他者・客観的な世界につながっている。私の身体が他人の身体を合併してしまう。彼と私とはいわば同じひとの間身体性の器管なのだ」という[16]。西田哲学における，我と汝の関係は「自己の中に絶対の他者をみることは，同時に絶対的な他者の中に自己を見ることである」という自他合一，「無」の場所での関係である[34]。脳内ミラー神経回路は，生得的な自他共通のものであり，無人称の「ひと」の間身体性のものである。共鳴，模倣という身体化されたシミュレーションによって他者の理解，共感が可能になってゆく基盤ができてゆくのである。

　病識をもち，抗精神病薬を服用しながら働いているK氏は，考想伝播について次のように語っている。「自分の考えていることが相手に伝わり，自分の考えを話している。話し声というよりリアルタイムに共感して口を動かしている感じである。不安，葛藤が強くなった時や職場で草取りして体の疲れが心の疲れになった時，自分の心がどんどん他の人に伝わっていった。ぐっす

り眠って不安や疲れが取れたら回復した」。幻聴の時，顎や舌などの筋肉を動かし，同じ内容を小さい声で出していることやブローカ運動言語領域の活動亢進が報告されている[1, 27]。「投影同一化」の現象であるが，これらの現象は，不安や疲れで自我機能が減弱すると自他認知機能神経回路の異常とともに[9][注4-6]，自他癒合ミラー神経回路が異常に活性化しK氏が述べているようにリアルタイムに共鳴・共感しているのかもしれない。ミラーニューロンは下前頭回（ブローカ野：44野）だけでなく下頭頂小葉（40野）にも存在する。右頭頂葉は自己から他者への投射に関与し，特にさせられた体験時，右頭頂小葉（TPJ：側頭頭頂接合部含む）の活動の異常が知られている[9]。「投影的同一化」は自他の共鳴現象であり，体験の共存と主体性の脅かしの二重性を経験する[20]。K氏は，疲れてバスに乗り帰宅する時，笑い声を交えた話しが聞こえてきて，自分の悪口を言われていると関係被害妄想がでた時，音楽を聴いたりすると消えるという。慢性化した幻聴への自己対処法として，活動する，姿勢を変える（立つ，座る，歩く）ことで幻聴は軽快すると報告されている[3]。これらは，主体的に対処することで実行系神経回路[注3]を活性化し，幻覚，妄想で過活動状態の基本的自己デフォルトモード神経回路[40]，さらに自他癒合ミラー神経回路を抑制し，自他を分離し自我機能の強化をはかっているように思われる。これらの受動的状態の神経回路と主体的に対応する能動的状態の神経回路とは拮抗的に作用している[14]。偽のゴム手を自分の手と錯覚する実験であるラバーハンドの錯覚は，自他の「ズレ」を設定し自他を分離すると消失することは証明されている[注6]。

2．二重身体

　指を口にもってゆく，他の身体部分をさわることにはじまり，触れる－触れられる，見る－見られる，する－させられる，という自我の二極性が形成され自我意識の萌芽が見られるようになる[17, 39]。生後5～6カ月になると「いない，いない－ばー」「かくれんぼ」などやりとり遊びがみられ，自我の中に他者性を認知し，自我を他者に対置するようになるとWallonはいう。対象の恒常性は1年目ごろに生まれてくるが，イメージは身体の動きを通して内在化される。この時期「交換やりとり遊び」や「一人二役対話」が見られ，自

己と他者が入れ替わる二重身体レベルの現象である[34, 39]。

　姿勢反応は，情動を伴い喜びや恐れ，身構えなど「自己塑形的」な動きであり，イメージを作り出す認識の起源であり，「姿勢」は認識の生成にかかわると同時に他者への強い伝播力をもつ「情動」の場である[39]。「情動」は，心とからだの境界面に位置し，身体的であると同時に精神的なものである。身体の「袋」としての皮膚感覚的イメージは，「包み込む容器」「包み込む者」として働き，「保持」（holding）は母親が乳幼児の身体を支え安心感を与える働きである。自他分離・自我神経回路を保護し強化するのが，信頼感，安心感を与える自他癒合ミラー神経回路による相互シンクロニーである母親による包み込み（holding）である。信頼する人を見る時や心地よいなどプラス感情は，左前部島皮質（AIC）に関連し，逆に，不信の人を見ている時や不安などのマイナス感情は，右AICに関連している[9]。島皮質と自他癒合ミラー神経回路の相互結合で情動的共感が生じる[注1]。基本的信頼感と安心感の神経基盤でもあると考えられる[注8]。自我障害を改善するには，holdingという安心感を与える心理的保護と抗精神病薬という物質による前頭前野を中心にした自他分離神経回路の保護調整の両面が必要になる。被害妄想，視線恐怖で登校を拒否し部屋に閉じこもり自閉的となったSは，思春期病棟に入院した。母親が一泊して過ごすと表情も自然で他患の中にも参加できるようになった。しかし，新学期で退院する人が多くなった頃「あてつけに音をわざと高く出す」と関係被害妄想が出現し，外泊希望したが1週間外泊延期になると「限界だ，もう待てない」と部屋に閉じこもり，「人の視線が身体に突き刺さる」と身体境界を越え他者が侵入してくる異常体験が出現した。外泊が決まり母親が来るとニッコリ笑い，この異常体験は消失した。家では「お兄ちゃんだけのお母さんじゃないよ」と反発するほど独占していた。楽しかったと帰院し，表情柔らかく他患と楽しくすごしていた。この現象は，自他分離・自我機能神経回路の不安定さを母親が補完して，いかに自我保護的に働いているか如実に示している。他方，外泊中に強圧的な父親が，薬は飲まず精神力で乗り越えろと叱咤すると，父親が乗り移ったようになり父親の態度，話し方をして薬は必要ないといい，憑依状態になり母親は驚いた。Sは父親に変身した。その後，父親と仲直りして本来のSに戻った[34]。共生・二重身体

レベルの現象である。1歳前後の幼児は，身体境界があいまいで，身体の周囲に安全な空間の帯をつくっているようで，不意にこの領域が侵されると身体が痛むような振る舞いをする[39]。統合失調症者の身体保持感，身体主体感は弱く，身体境界が脆く，「他者」が侵入しやすいといわれている[1]。「身体がバラバラになる」とか「皮膚の表面の境界が破れて外から入ってくる刺激が強すぎる」とか訴え引きこもる人もいる。他者との身体境界はもろく，自我機能の安定基盤が，Sの身体に充分内在化されていないのである。身体保持感，主体感は，頭頂葉・側頭葉領域（EBA，STS）と深く関連している[注4, 5]。統合失調症者では，この領域の機能低下が報告されている[32]。

3. 規範身体

規範という第三者——抑圧的であるが保障的でもある父性的社会的機能（大沢の第三の審級）[24]——が介入し，身体に内在化されることによって自己組織化してゆき，自己の身体を固有化し自己を他者と区別してゆく。役割遊びや模倣によって行動基準や規範性を身につけてゆく。規範身体といえるレベルである。規範身体は，現実検討能力の未熟な幻想的な自己愛身体レベルを経て発達してゆく。しかし，自己の身体の固有化に失敗が起こる。父親は死んだといわれるごとく，父親不在による規範形成不全によって，「良い子」と「悪い子」という二極的規範の萌芽の段階にとどまり，二重身体レベルの母子の癒合関係を引きずっている。このため，自己の身体を自分のものとしえず，情動のコントロールができず，統一した行動ができない。

(1) 自己愛身体の肥大化

3歳頃，自己の自律性を守るため拒絶的態度をとり自己主張する時期となり，「言語」も一人二役言語から自己にむけられる独語（自己中心言語）となり，他者に向けられる言語と区別され，自己と他者を区別してくる。自己中心言語は子どもの思考が社会化されるにつれて減少し，学童期には消滅し内語化される。主観身体と対象身体（Wallonの社会的自己）の二重感覚のうちにめばえていた「反省」が顕在化してくる[7]。一人称視点（自己の視点）は，左側頭・頭頂接合部（TPJ）を含む左下頭頂小葉－左体性感覚野－左前島神

経回路が関与し，三人称視点（第三者の視点，社会的自己）は右TPJ，前頭極の関与が強く，この活動部位は，自他分離神経回路の背内側前頭前野（DMPFC）に属している。TPJは視点の変換とかかわり，左TPJは自己視点，右TPJは他者視点でのイメージ生成にかかわるといわれている。両視点の神経回路は相互に拮抗的に作用する[9]。視点を切り替える神経基盤である。右TPJは，身体・自己主体感と密接に関連している。しかし，自分の運動指令による動きの予測誤差が大きいと自分の行為でないと判断し，させられ体験が生じるのではないかと考えられている。さらに，背内側前頭前野（DMPFC）の抑制ニューロンの機能低下により自己と他者の混同が生ずることも知られている[9]。自己を区別してくると，自己を立派で魅力的に見せかけ他者に認容を求める時期がくる。親からの認容が，基本的信頼感・安心感の神経基盤を強化し自己の核になる。憧れるスーパーマンを模倣し，他者より優れているという幻想をもつナルシズムの時期になる。この反面，他者に依存し家庭環境に深く組み込まれ，特に親は自己の同一性の一部でもあるとWallonはいう。誇大感・万能感をもつ反面，破滅感をもつほど傷つきやすい二面性の自己をもっている。

　Yは，味方が敵になり攻撃的な別人間に変身していた。治療過程で自己の変身のプロセスに気づくようになってきた。最近，先輩の上司は忙しくて，以前のように面倒見てくれない。自分1人では不安である。仕事が良くできたので報告書を提出したが，評価してくれないし喜んでくれない。自分の能力に嫉妬しているから冷たく意地悪するのだと敵意が募ってくる。敵意，怒りが高まりカッとなって暴言を吐き攻撃的な別人間になるという。被害的になって自己も他者も分裂してゆく心性を示している。不安・怒りを制御できず衝動的に行動している時，腹内側前頭前野（VMPFC：前部帯状回，内側眼窩前頭皮質）の機能低下と感情をつかさどる扁桃体の機能亢進がみられる。前頭部と扁桃体における脳の逸脱程度と衝動コントロール障害や否定的感情との間に密接な相関関係が認められた[29]。腹内側前頭前野（VMPFC：前部帯状回，内側眼窩前頭皮質）は，自分の行動の社会的帰結に気づく働きをもっているので，この部位の機能低下は逸脱行為に気づかない状態に陥り，衝動コントロールができなくなる[23]。特に，内側眼窩前頭皮質（MOFC）と扁桃

体の相互結合は，情動行動調整に非常に重要であることが知られている[9]。治療としてのマインドフルネスにおいて，感情をラベリング（気づきを促す）することによって，前頭前野は活性化され，扁桃体の活動は低下（不安軽減）することが報告されているのは興味深い[2]。

　他方，社会的引きこもりのWは，自分は口が重く孤独で自分を責め自己否定すると逆に人から注目を一身に浴びたい願いが膨らんでくる。自己否定と誇大的自己が悪循環して，ついに分裂して誇大的自己になり「スター的自己」「完全無欠」を目指していた。Wの自己評価が極端に低いので，逆に，他者評価に極端に過敏になり「他者性」が増大してゆくことになる。このため引きこもり，現実感の乏しい空想的な誇大感・万能感をもつ自己像に分裂している。誇大的自己と否定的自己という自己の二極性と分裂は，自己の統合に関与する自他分離メンタライジング神経回路の二極性と分裂を示しているかもしれない。Yは境界パーソナリティ構造を示し，Wは自己愛パーソナリティ構造を示している[35]。心と知覚の硬い幼児は，白か黒かの二分法的両極性を示し対象を二重化する[17]。自己分裂し二分法的両極性を示す境界レベルの病態は，二重身体・自己愛身体レベルでの自己・他者統合不全の問題である。治療過程で一過性に，茶髪にしたり，ファッションに凝ったり自己顕示欲が顕在化することがあるが，成長に必要な過程である。

　現代の神経症や神経症性うつも，分裂しやすい人格構造を示すのも，規範が身体に充分内在化されず，自己統合不全の傾向を示しているためだろう。不安を抱えきれず，リストカットや過量服薬など衝動コントロール障害に一過性に陥る若者も少なくない。他方，仕事は退却し，趣味や旅行は楽しみ，ケロリとしている退却・逃避うつ状態の若者達，皆スプリット傾向を示している。笠原は[10]，この状態をマイルドスプリットとよんでいる。現代の未熟な若者は，不安に直面すると，不安を抱えきれず自己分裂するレベルに容易に退行する。母子関係の不全感を引きずっており，信頼感，安心感を保障する共生・二重身体レベルの関係性を基盤にして，誇大性を認容しながら，不安を抱える現実的な対処法を身体に内在化させため「今，ここ」での実践をふまえて規範身体を強化してゆくことが必要になる。

(2) 規範身体の弱体化

　社会的規範レベルの「恥の病理」といわれる緊張・赤面恐怖など典型的な対人恐怖は減少し，「怯えの病理」[19]といわれる相手に不快を与える恐怖をもつ加害性の視線恐怖，自己臭恐怖や醜形恐怖など関係妄想性の重症対人恐怖が多くなっている。彼らは引きこもる傾向があり，自己愛身体を肥大化させ非現実的な誇大的な自己をもちやすくそれだけ未熟化している。

　3歳になると自己主張し自他の分離が始まる反面，他者から見られるという「こわさ」を体験し「自己疎外」を感じ他人の眼ざしに極端に敏感になる。「3歳の危機」といわれる[17,39]。思春期での第二次性徴による身体変化は，再び身体を意識し自他の分離が強化されてゆくが，感情の両価性を最も示す時期である[39]。重症対人恐怖症の「嫌われるおびえ」は強い自己疎外感によるもので，他者が咳をする，席を立つなどで不快を与えていると確信する。他者との行為の「ずれ」，自他分離の怯えである。怯え，恐れは，姿勢機能が混乱し平衡を失っている「支えの喪失感」とWallonは述べている。思春期の危機のみでなく，「3歳の危機」にも直面しているようである。母親やショートケアでスタッフによる心理的身体的支え（holding）と仲間関係が必要になる。さらに，身体図式（ボディースキーマ）をふくむ身体イメージが問題である。摂食障害も同様である。知的レベルでなく感覚運動レベルでの身体感覚を回復させることでもある（第7章，第8章参照）。日常生活に必要な行為を介して，脱知性化し「感じ－直観」で行動できるよう促し，身体保持感や身体主体感，さらに健康な身体感覚（ほどよい空腹感や満腹感，心地よい食感や排便感など）を回復し，不安を抱える力を育ててゆくことが必要になる。知性による認知修正のトップダウン技法でなく，気づきのマインドフルネス瞑想法や身体技法による感覚運動レベルのボトムアップの技法である。

　これに対して，「恥の病理」といわれる森田神経質の典型的な対人恐怖は，社会規範を理想化し堂々とした「かくあるべし」という対象化された身体を主観的身体にしようと不可能な努力をしている。肥大化した過剰な規範身体であり，青年期の問題である。緊張する小心な「あるがまま」の主観的身体をいかに受け入れてゆくか，規範身体から抽象身体へ脱皮して成熟してゆくレベルでの課題である。対人恐怖の人は，緊張，不安を知的に操作せず，「か

第11章　発達的身体論の概要と神経基盤　　163

くあるべし」の肥大化した知的規範を破壊し，あるがままに身体感覚を受け
入れ，前向きに生活していく態度が必要になる。現代では，父親的社会的存
在の不在と価値の多様化で規範身体は弱体化し（大沢の第三の審級の弱体
化）[34, 37]，典型的な対人恐怖の減少は規範身体の弱体化であり，自己愛身体
を肥大化させた病理現象が増加している。

4. 抽象身体

　内語（推論の時生ずる）が見られるようになるのは，14歳ごろである。4
歳頃はジェスチャー（からだ記号）の後に発語（ことば記号）がみられるが，
10歳頃にはジェスチャーと発語が同時になり，14歳頃発語（ことば記号）の
後にジェスチャー（からだ記号）が見られる[26]。具象的操作から抽象的操作
へと移行し，言葉という記号に対してその意味は完全に抽象的なものになる。
すなわち，身体に規定されながら身体から離脱し抽象的になるため抽象身体
といわれ[24]，推論を展開するようになる[注8]。この時，自己組織化は強化さ
れ，他者の集合体でもある自己を超え主体的な自己が確立してゆく。規範身
体が構造化され，抽象身体へ脱皮してゆくとともにメンタライジング（心象
化）とよばれる抽象的な心理内容（知識，信念や思考内容など）に関する処
理が次第に可能となる。これらに関する推論プロセスには自他分離メンタ
ライジング神経回路が関与し活動するが，この際，自他癒合ミラー神経回路は
抑制されることがわかってきた[5, 27]。最近，発達とともに成熟してゆく自他
分離メンタライジング神経回路とかなり重複している基本的自己デフォルト
モード神経回路[14, 40]や自己視点と他者視点に関与する神経回路が興味深く，
アイデンティティーの自己の統合や自己概念にはデフォルトモード神経回路
の中核回路（内側ネットワーク）が関与しているとしており[注3]今後の発展
に期待される。他者理解と自己主体感は，共鳴・二重身体レベルでの他者の
行為の身体化シミュレーションの発達から，規範・抽象身体レベルでの推論
シミュレーションの発達によるという自己主体感の二段階説がわかりやす
い[27]。本質的には，身体シミュレーションというより共鳴動作—自他癒合ミ
ラー神経回路を介して，間身体的に直接他者を体験し暗黙の理解をしている
と言ったほうが正確であろう。身体を介した間身体レベル〈共鳴・共振〉か

ら言語を介した間主観レベルのコミュニケーション〈共感・洞察〉へと進展
してゆくといえる。

II 心と脳の「間」の感覚運動的身体と自己

　共鳴身体，二重身体，自己愛身体，規範身体さらに抽象身体へと成長して
ゆく心の発達的身体は，言語の発達とともに多次元的重層的構造をなしてい
る。日本語のやまとことば「身：み」の構造も共鳴身体から抽象身体まで含
む多元的重層構造を示しているのは興味深い[注7]。やまとことばは，擬音感，
擬態感を主とした感性豊かな感覚運動的言語ともいえる。Merleau-Ponty の生
の感覚体験の現象学的身体論は，脳神経科学，認知神経科学，自己神経科学
と心理学の「間」を媒体する心身一如（心身は一でもあり二でもある）の世
界，さらに，無人称の間身体を介して自己になったり他者になったり二重の
両義的身体の世界，すなわち，「身」の世界を描き出してゆくのに重要であ
る。心は，感覚運動的身体と環境との相互作用による行為によって創発され
る。これまで，「自己」という言葉を，自明のごとく用いてきたが，「自己」
とは何か整理しておきたい。

1. 自己の同一性の神経基盤について

　自己とは何か，自己のアイデンティティー，一貫性の神経基盤は存在する
のかは，根源的な課題である。認知心理学・神経科学の立場から堀内は以下
のように述べている。自伝的記憶や自己概念には，内側前頭前野（MPFC），
楔前部，後部帯状回，下頭頂小葉の内側ネットワークが関与し，海馬は顕在
記憶（意味記憶・エピソード記憶）に深く関与している[注8]。しかも，記憶
の主体感（効力感）と所属感は，「今」「ここ」の原初的自己の知覚経験（原
自己や中核自己：Damasio）を時間軸と空間軸において過去から未来へ拡張
し，一貫性と連続性という性質を備えたアイデンティティー感覚の基盤を提
供している。自己感覚の絶対的原点は，「今」「ここ」にある原初的自己感覚
であると強調する[6]。PTSD 患者では，記憶想起時非言語部分の右脳後方領
域（自伝的記憶や自己概念に深く関与する領域）が活性化し右脳優位を示す

が，非PTSD者は左脳前頭領域（言語で語られる記憶想起の深く関与する領域）が活性化し，左脳優位である。PTSD患者の記憶想起は，一般の記憶想起とは異なった神経回路が活動していることを示している。PTSD患者の記憶想起は，回想ではなく再体験であり，過去，現在，未来を区別できず過去のトラウマ的局面が現在の現実と混同している[22]。記憶の所属・所有感が，過去，現在，未来へと流れる線形時間の観念を生み出す[11]。PTSD・解離患者は，トラウマ的記憶を潜在記憶のままで言語化できず，自己所属・所有感をもてずにいる。PTSD患者に用いるマインドフルネスは，前頭前野を活性化し，不安・恐怖を観察し，脱中心化して不安を軽減し[22]，「今，ここ」の瞬間の現在に生きるという「原初的自己感覚」の体験を促してトラウマ的記憶をあるがままに受け入れさせてゆく1つの技法である。これらの現象から見ても，内側前頭前野を初めとした内側ネットワークが，連続性のアイデンティティー感覚の神経基盤として示唆される[21]。

　他方，大東は神経心理学の立場から自己とは何かについて論じている[23]。系統発生的な意識である一次意識である身体感覚意識は，自己の「気づき」の基盤である。この「気づき」を惹起する領域が右島皮質前部（AIC）である。さらに，自己が自身に気づく（意識が自己の意識に気づく）のは人間特有のもので前部帯状回（ACC）が関与している。高次の意識は，内語意識（言語・主体意識）によって支えられている。「自己」は明らかに「高次の意識」の発生とともに生じる。このことは，「自己」が高次の意識の発生に不可欠である「言語」の誕生を必須の要件としているのと符合しているという。「言語」と「心としての身体」の発達の関連については本論考でも述べてきた。「自己」とは，創発的な実体のない虚焦点（Lacanの鏡像理論）のようなもので，むしろ脳というシステム全体を基盤にして生じる事象であるようだと論じている。全生活史健忘という病態は，「右前頭眼窩部−側頭極−扁桃体−海馬」近傍の機能低下と関連しており，エピソード記憶・自伝的記憶の取り出しが阻害された想起ブロック症候群と考えられている。解離性健忘は，「エピソード記憶が切り離される」という海馬を中心に側頭葉から前頭葉の内側ネットワークのブロックで生じ，転換性障害は，「特定の手続き記憶が切り離される」という基底核近傍のブロックで生じる可能性がある。これらの現

象を見ると，相応の神経基盤の変化が存在すると考えられる。エピソード記憶や意味記憶の想起に関連の高い内側ネットワークの前部帯状回と楔前部がアイデンティティー的自己に深く関与しているようだという。複数の矛盾した自己を統合できないでいる解離性同一性障害も，自伝的記憶の神経基盤である内側ネットワークの深い関与が考えられるが，今後の研究に期待したい。

2. 自己と無自己について

　Varela は，神経現象学（Neurophenomenology）の立場から，認知科学とMerleau-Ponty の身体論をベースに仏教思想との対話を追求し，無我（無自己：no-self）について探究した[38]。主体（自己）と客体（世界）の相互交流を構造的カップリングと呼び，動物と環境との相互作用である構造的カップリングという共決定による「行為」から世界は産出されるという複雑系（非線形系）の能力を論証し，認知（こころ）は，反復性の感覚運動パターンすなわち「身体としてある行為」（embodied action）から産出（創出，enaction）される。自我－自己は，瞬間から瞬間へ創発形成される歴史的なものとしてとらえられる。しかし，実体のない創発的な心である無自己（no-self）の心（ニューロン間の連結はともに活動する時強められ，それがなくなると消滅する。行為は連結レベルで創発的に発生するというコネクショニズムの考えが背景にある）という考え方は，仏教における無我・無自己（no-self）および非二元論の教理との対話において有意義に貢献することを強調する。単一の自己は欠如しているのに日常の非反省的な生活に明白な自我－自己の感覚の連続性をもたせるのは，記憶の所有感・自己執着（宿業：人生において様々な性向が史的に形成されたものを云う。意思作用プロセスそのものであり，人間経験に蓄積し，条件づけてゆくプロセスである）の蓄積であり，この自己執着が苦のもとでもある。この心の鎖を断ち切るのが三昧（マインドフルネス）／覚（アウェアネス）の瞑想法と論じている。この三昧／覚の瞑想法は，知性を破壊し，身体としてある日々の経験に心はあり（三昧），先入観のない，あるがままの広い解釈が可能な境地に開かれた反省へと反省の質を変化させるということを強調する。この瞑想法は，マインドフルネス瞑想法として治療技法として展開される（第12章　心としての身体技法と神経基盤参

照）。対象関係論では，基本的な矛盾（単一の自己は欠如しているのに自己執着の感覚が続くこと）が必ずしも体系的に処理されていないと批判している。しかし，臨床経験から見ると人間を基本的に動機づけているのは対象希求の関係形成の欲求（Fairbairn）で，HoldingやContainingという対象関係論の基本的な技法によって，患者は保護され安定し自己矛盾を弁証法的に統合し成長してゆく基盤になることはすでに述べた。この現象は，対象関係での基本的な信頼感と安心感が身体に内在化された基盤（統合される基盤が瞬間，瞬間に創発される）が形成されてこそ，自己執着の鎖を切る無我・無自己への原点回帰（抽象・規範身体から「あるがまま」の共鳴・共生身体への回帰）が可能になると考えられる。このような統合する基盤の形成によって，Varelaのいう瞬発的な意識と瞬間の意識から生じる継時的な一貫性は，自己がなくとも，創発の言語で論述でき，このような論述は，経験的に説明するものであると同時に実践的に方向づけることが可能であろう。しかし，このような統合する基盤が非常に脆弱で充分形成されていないと発達的身体論の概要で述べたごとく，統合失調症の作為体験のような自己の根底にある他者性を露呈してしまうようである。

　典型的な対人恐怖のMは「人前で緊張する気の小さい現実の自己を治そうとしたが，結局あるがままの自分でよかったのですね」と前向きに人生を歩みだした。Mは，治療環境に受容されて，没我，無我の原点回帰の体験（無人称の「ひと」の開示）を介して，自己否定から自己肯定へ反転していった[35]。彼は，緊張，不安を唯緊張，不安と受け入れ，負のスパイラルに陥ることなく一次感情（善悪で判断する以前の純な心・初一念）で切り，「今，ここ」の現在を生き生きと生きている。仏教思想の無我は，幼い子どもの心のような原初の無自己の生，一瞬，一瞬，生滅してゆく創発的な心であるが，Varelaの言うごとく創発の言語で継続的な一貫性を説明できるといえよう。しかし，成長とともに，日常性の線形的時間が過去から現在を経て未来へ流れるというのは，記憶の所属・所有感という自己執着による。自己執着は過去の経験によって条件づけられている。認知神経科学でも，過去の経験が，現在の認知活動と未来の行動準備に強制的に影響を及ぼしていることが報告されている。この神経基盤として，現在の認知活動と未来の行動予定との間

の注意の振り分けが，過去の環境と行動の履歴に応じて自動的に調整される機構（刺激依存的，即時的刺激応答処理と刺激独立的，想像・創造的処理）が脳内に存在し，内側前頭前野が深く関与していることが示唆されている[21]。他方，瞑想法によって自己執着の鎖を切り，「今，ここ」の瞬間に生きる無執着な状態にも内側ネットワーク，特に前頭前野は深く関与しているようである[2, 13]。自己執着と無執着は，心身ともに弁証法的「即」の関係にある。「我あるが我なし」「我ないが我あり」，「色即是空」「空即是色」さらに，脳・身体の「カオス（非線形系）とコスモス（線形系）」の世界である[36]。「先あり後あり，前後ありといえども前後際断」（道元：現成公案）した瞬間単位（刹那）の連続こそ，時の真相，存在の真理であり，「非連続の連続」の現象である[11]。自己と無自己の心の神経基盤は存在するのか，難解な課題かもしれない。しかし，これまで述べてきたように，自伝的記憶や自己概念に関与する内側ネットワーク，特に前頭前野が深く関与している領域であることは確かであろう[2, 9, 21, 22, 28, 33]。

おわりに

　精神病理学的身体を媒体とした自我障害や自己の二重見当識，自己，他者のスプリット，自己の解離などの神経回路の解明や分子イメージング解析で主に関与する神経伝達物質の解明，さらに，言語の発達，自己の一貫性・歴史性の心と無自己の心の神経基盤など，自己の神経科学の発展に期待したい。これらの分野の発展によって，現象的身体を媒体にして心と脳の対話を展開してゆく神経現象学をベースにしたソマティック心理学[12] が今後ますます重要になると考えられる。

文献

[1] 浅井智久，今水寛：統合失調症と内部モデル．臨床精神医学, 40；435-449, 2011.

[2] Creswell JD, Way BM, Eisenberger NI et al.: Neural correlates of dispositional mindfulness during affect labeling, Psychosomatic Medicine, 69; 560-565, 2007.

[3] Falloon IRH and Fadden G: Integrated Mental Health Care. Cambrige University Press, 1993.（水野雅文他監訳）インテグレイテッドメンタルヘルスケア．中央法規出版，

1997.

[4] Fraga ML, Ballestar E, Paz MF et al.: Epigenetic differences arise during the lifetime of monozygotic twin. PNAC, 102; 10604-10609, 2005.

[5] 福島宏器：ミラーとメンタライジング——社会脳の見取り図．（子安増生，大平英樹編）ミラーニューロンと〈心の理論〉．153-193，新曜社，2011.

[6] 堀内孝：自己が成立するための記憶の仕組み．（子安増生，大平英樹編）ミラーニューロンと〈心の論理〉，133-152，新曜社，2011.

[7] 市川浩：精神としての身体．204-213，勁草書房，1975.

[8] 市川浩：「身：み」の構造，青土社，1984.

[9] 乾敏郎：脳科学からみた子どもの心の育ち．ミネルヴァ書房，2013.

[10] 笠原嘉：外来精神医学．みすず書房，1991.

[11] 古東哲朗：瞬間を生きる哲学：＜今ここ＞に佇む技法．筑摩選書，2011.

[12] 久保隆司：ソマティック心理学．春秋社，2011.

[13] 熊野宏昭：瞑想の画像研究レビュー．（貝谷久宣，熊野宏昭編）マインドフルネス，瞑想，座禅の脳科学と精神療法．33-50，新興医学出版社，2007.

[14] 越野秀哉：デフォルトモード・ネットワークから見たワーキングメモリ．（苧坂直行編）社会脳科学の展望．171-195，新曜社，2012.

[15] 松浦元亮：自己と他者——脳機能画像での検討．精神医学，51；223-230，2009.

[16] Merleau-Ponty M: Signes. Gallimard, 1960.（竹内芳郎監訳）哲学者とその影，メルロ＝ポンティ・コレクション2．1-39，みすず書房，1970.

[17] Merleau-Ponty M: Eloge de la philosophe, L'Oeil et L'esprit. Gallimard, 1953 et 1964.（滝沢静雄，木田元訳）眼と精神．97-192，みすず書房，1966.

[18] 仲野徹：エピジェネティックス．岩波新書，2014.

[19] 西田博文：青年期神経症の時代的変遷——心因と病像に関して．児童精神医学とその近接領域，9：225-252，1968.

[20] 野間俊一：身体の哲学．171-183，講談社・選書・メチエ，2006.

[21] 奥田次郎，藤井俊勝：展望する脳．（苧坂直行編）社会脳科学の展望．1-33，新曜社，2012.

[22] Ogden P, Minton K and Pain C: Trauma and the Body; A Sensorimotor Approach to Psychotherapy. Noruton W.W. & Company, Inc. 2006.（日本ハコミ研究所訳）トラウマと身体——センサリーモーター・サイコセラピー（SP）の理論と実践．星和書店，2012.

[23] 大東祥孝：〈神経心理学コレクション〉精神医学再考——神経心理学の立場から．医学書院，2011.

[24] 大沢真幸：身体の比較社会学I．勁草書房，1990.

[25] Rizzolatti G and Sinigaglia C: So Que che Fai. Il Cervello che Agisce e I Neuroni Specchio. Raffaerllo Cortina Editore, 2006.（柴田裕之訳）ミラーニューロン．紀伊國屋書店，2009.

[26] 佐々木正人：イメージとからだ，からだ——認識の原点．88-124，東京大学出版会，1987．；佐々木正人：記号が生成するからだ，からだ——認識の原点．150-163，東京

大学出版会, 1987.

[27] 佐藤徳：私のような他者／私とは異なる他者——間主観性の認知神経科学. （子安増生, 大平英樹編）ミラーニューロンと〈心の理論〉, 59-102, 新曜社, 2011.

[28] Siegel DJ: Mindsight The New Science of Personal Transformation. Mind Your Brain Inc. 2010. （山藤菜穂子, 小島美夏訳）脳を見る心, 心を見る脳：マインドサイトによる新しいサイコセラピイー. 星和書店, 2013.

[29] Silbersweig DA, Clarkin JF, Goldstein M, et al.: Failure of frontolimbic inhibitory function in the context of negative emotion in borderline personality disorder. Amer J Psychiatry, 164; 1832-1841, 2007.

[30] 嶋田総太郎：自己身体はどのように脳内で表現されているのか？ （子安増生, 大平秀樹編）ミラーニューロンと〈心の論理〉, 21-57, 新曜社, 2011.

[31] Solms M and Turnbull O: The Brain and The Inner Mind. Other Press Inc., 2002. （平尾和之訳）脳と心の世界. 星和書店, 2007.

[32] 高橋英彦：脳画像の進歩が精神科臨床に与えるインパクト. 精神経誌, 115；1194-1201, 2013.

[33] 内村英幸：情動の統合と前頭前野, 精神と物質の接点. （内村英幸編）情動と脳——精神疾患の物質的基盤——. 232-261, 262-288, 金剛出版, 1981.

[34] 内村英幸：「あるがまま」の思想と規範の崩壊. （内村英幸編）森田療法を超えて. 18-19, 金剛出版, 1992.；内村英幸：身体と家族. （内村英幸編）森田療法を超えて. 269-291, 金剛出版, 1992.

[35] 内村英幸, 松尾顕二：森田療法における病態と介入のポイント——特に「純な心」について. 精神療法, 37；287-292, 2011.

[36] 内村英幸：弁証法としての森田療法——矛盾から無へ, 無から「あるがまま」へ. 精神療法, 39；409-416, 2013. （第9章 掲載）

[37] 内海健, 大沢真幸：うつ病と現代性, 「第三の審級」なき主体化の行方. 現代思想, Vol.39-2, 32-66, 2011.

[38] Varela FJ, Thompson E and Rosch E: The Embodied Mind; Cognitive Science and Human Experience. MIT Press, 1991. （田中靖夫）身体化された心——仏教思想からエナクティブ・アプローチ. 工作舎, 2001.

[39] Wallon H: Rapports affectifs; les emotions. 1938. （浜口寿美男訳編）ワロン／身体・自我・社会. 149-182, ミネルヴァ書房, 1983.；Wallon H: Importance du movement dans le development psychologique de l'enfant. 1956. （浜口寿美男訳編）ワロン／身体・自我・社会. 138-148, ミネルヴァ書房, 1983.

[40] 渡辺正孝：サルの内的思考過程は存在するか？——サルのデフォルト脳活動. （苧坂直行編）社会脳科学の展望. 145-162, 新曜社, 2012.

第12章
心としての
身体技法と神経基盤

はじめに

　社会脳，認知神経科学の著しい発展によって，「心と脳」の対話を媒体する「現象としての生きた身体」の視点を重視するソマティック心理学・精神療法が重要になってきた。第11章で心としての発達的身体論の概要と神経基盤について述べたが，さらに，心の発達に関与する身体技法と神経基盤について整理したい。わが国には伝統的な身体文化があり，日常生活での体操から演劇，武道，さらに，仏教の修行にいたるまで，心としての身体技法が育てられてきた。特に，斉藤は，教育的な視点から身体論を展開しているが，「自然体のつくり方」として，わが国の身体技法をまとめており，参考になる。さらに，身体技法をベースにしたOgdenの感覚運動精神療法，DennisonのブレインジムやSiegelの脳に関する心理教育と精神療法など新しいソマティック精神療法が登場してきた。ここでは，精神療法的な視点から，わが国の伝統的な身体技法に臨床的な経験も加えて身体技法について述べたい。

I　感覚運動的身体技法と神経回路

1. 共生感，安心感：自他癒合共鳴・共振ミラー神経回路

(1) 沈黙——ただ寄り添う：「気」と身体

　統合失調症者の自閉は，外界を遮断しているようであるが逆に過敏でもあり両義的である。治療者の統合失調症者への働きかけが，不安，緊張を高め混乱させたり，他者とのかかわりを拒否し自閉を高める危険性もある。沈黙でもお互いの考えが行き交い緊張をかもし出す志向的沈黙を「沈黙 I 」とし，

緊張感なく何も考えることのない雰囲気の非志向的沈黙，無関係の関係的沈黙を「沈黙Ⅱ」と名づけ，松尾は現象学的治療論を展開し注目された[19]。「沈黙Ⅱ」の状態で，お互い「何の気なし」に話しかけてもよいことを許してくれたような「気」がした時，穏やかに話しかけて徐々に患者は沈黙を破って語るようになることを症例で示している。匿名的な自他の区別のない受動的間身体性レベルでは[54]，2つの身体は相互に非共鳴の共鳴状態である。お互いに侵入しない根源的な自他癒合ミラー神経回路[注1]の関与が考えられる。自己の原点にある，自己でも他者でもない共鳴・共生身体としての無人称的「ひと」の開示でもある。慢性統合失調症者数人と西瓜を入れる網袋を編む内職をしていた時，言葉を失った無為自閉的なＭが，近くに座っていることが多くなり，その後，周囲を何か気にして徘徊するようになった。Ｍの関わりたい雰囲気を感じ，Ｍに横に座ったらどうですかといって，網袋を黙って編んでいると，横に座り網袋を編み出した。次第に，メンバーに編み方を教えたりし言語レベルでの会話ができるようになり驚いた経験がある[42]。元漁師のＭは，網修理はベテランだったのである。物を介したかかわりは，「沈黙Ⅱ」を展開しやすいように思われる。第11章の二重身体の項で述べた，ただ寄り添う情緒豊かで温厚な母親のholding（支える，包む）によるＳの異常体験の劇的な消失には，安心感をかもしだす共振する「気」の交流が根底にあるのである[注9]。

(2) 触れ合い──「触」と身体
ａ．「身体の重さは常にゼロ」──脳性麻痺児のリハビリテーション：このリハビリテーションの原点は，意識的認知レベルの能動的志向性以前の無意識的感覚運動レベルの受動的志向性・原初の関係性である。身体の重さは常にゼロであり，「ゼロポイント」を常に更新しながら身体全体が実際の動きに向けて準備を整えた状態，すなわち「ゼロのキネステーゼ（身体感覚・身体運動感）」が必要であることを人見は強調する[8]。ここに，外界との関係性にむけた行為の始まりの瞬間が現れる。無意識下の「重力の感じ取り」による身体の中心化を介して外界とかかわる関係性が可能になる。身体技法で，間身体的相互作用の働きかけあいを通して原共感覚の機能を賦活する「共動」

という脳性麻痺児とセラピストとの間の関係性の重要性がここにある。「共動」という関係性を介して原連合（触って見る，見て触るなど，運動感覚と触覚・視覚などの連合の生成）を活性化して「ゼロのキネステーゼ」の原意識の獲得が可能になる[55]。

b．子どもの求める身体接触：顔，髪，耳，首から肩，手，足は，常に露出していて外界と接触している鋭敏な触知領域である。この領域は外界へ志向する身体の部位で，他者と接触，共振を介して自然な身体感覚や安心感を育ててゆく接点の部位でもある。児童思春期病棟での看護のおこなう身体接触を分析すると，健康度の高い神経症群では治療の進展とともに，耳，手などの部分で子どもの要求頻度が高まり，体幹各部位は拒否的となり，正と負の接触部位がはっきり分離した。しかし，健康度の低い統合失調症群ではこの正負部位が分離せず，看護者の身体接触提供と子どもの要求の頻度は同程度に収束して広がりを見せなかった[56]。健康度が高いほど，すなわち，自主性と他者との交流が深まるほど，他者との身体接触部位が，外界に広がってゆく部位になってゆくのは興味深い。

c．意識障害のある患者の看護：紙屋は，植物状態の患者の看護ケアとして，大脳皮質の機能は低下していても脳幹の自律機能は保たれていることに注目して重視したのが，①呼吸する，②食べる（鼻注厳禁），排泄する，③姿勢保持（座位訓練），重力に対抗する姿勢反応，の3点であった[12, 44]。具体的な看護ケアは以下のようである。①障害早期から姿勢保持，姿勢反応を中心に働きかける。臥床させず椅子に座る訓練，戸板のような大きな板に固定し，戸板ごと立たせてケアする。この看護の基本に「人間は立つことによって人間になった」という理念がある。立たせることによって，覚醒状態にして脳を活性化することである。②顔面筋や四肢を拘縮させない，こころのサインを送る表現方法を確保する。③食べさせ，消化器を刺激し自律運動を回復させる，鼻注は厳しく禁止した。④温浴による末梢刺激は脳を刺激する。手足は脳の外界に出ているセンサーとして重視した。⑤コミュニケーションサインの気づきという感性をスタッフは磨くこと，であった。呼吸器と消化器と姿勢の確保は，人間の原点である乳幼児の機能であり，これらの具体的な身体ケアは，第11章の「共鳴・共生身体」の項で述べたごとく，「心としての

身体」としての鏡面体と共振体としての身体を確保し心の交流を深めてゆくためである。心の原点である身体感覚に働きかけるボトムアップの身体技法である。植物状態から劇的に改善し社会復帰してゆく事例は，注目を集めた。

d．対応困難事例：攻撃性が激しく処遇困難な長期保護室使用の事例や精神症状の改善が困難で手詰まり状態の事例で，身体疾患などで全面介助になった時，攻撃性など問題行動や精神症状が劇的に改善されることを経験する。このような事例をまとめた資料を参照してほしい[44]。身体疾患によって看護師に全面的に任せざるをえない状況での看護師による全面介助は，「まかす－まかされる」関係ができ，身体接触による相互シンクロニー（他者との構造的同一化の同調，鏡関係）[注7]を促進し，信頼感，安心感を生み出してゆくことを如実に示している。2人の協調ハミングで2人の両側の下前頭皮質と右側頭皮質の神経同期活動がみられる。言語による会話で右下前頭皮質が同期し，協調したハミングのような感情的協調活動では両下前頭皮質の同期活動がみられる。前頭葉が2人の脳の働きを1つの心にまとめあげていると考えられる[29]。

e．クリニックでの家族的治療構造デイケア[45, 47]：安心感のある家庭的な場を提供する。相手の動作，話し方にシンクロニーさせながら，共鳴，共振の身体技法を用いながら，緊張した身体をほぐすため，まず，吸気の2倍の長さで息を吐く「1：2腹式呼吸法」（過呼吸発作の対処法）をする。さらに，看護師によるマッサージも取入れている。受け手の息にまず沿って，こちらが働きかける。自分が押しながらも同時に押されているのだという受動性の意識を持つことで相手の構えに合わせやすくなる。能動から受動へ反転させる技術が一体感を生み出すコツといわれている[30]。他に，野口整体の呼吸法を用いる。まず，両手を挙げて息を吸い，頭を下ろして両手でみぞおちを押さえてゆっくりと長く息を吐く。みぞおちをゆるめることで緊張して上がった横隔膜を下げる。モデリングをして，援助してやると一体感が出てよい。歌や発声練習でも同様で，緊張をほぐし，みぞおちをゆるめる上半身を「虚」にし，下半身，へその下（丹田）を「実」にする丹田呼吸法のための準備段階の呼吸の練習である。

f．アタッチメント：アタッチメント（愛着）理論は，神経生物学的視点か

ら検討され発展してきた。触れる身体接触などを通じての母親と子どもとの二者関係が根本的に重要なことは一般的にみとめられている。幼児にとって療育者は安全基地とみなされ，幼児は安心する。安定したアタッチメントが重要である。①表情や声のミラーリングによって乳児と母親の感情調整的相互作用がみられる。母親の表情を見て自分の表情を知るなど母親の情緒的反射的ミラーリングが，乳児の情動状態への認知・感情の発達に重要な役割を演じている[10]。②母親と乳幼児の二者関係における表情の認知が最適な身体感覚と統合されるという体験は，安全な愛着の根拠となり，前頭前野眼窩部（OPFC）の最適の発達を促す。母親の愛情が関与する領域は，OPFC，前島皮質（AIC），中脳水道周囲灰白質や被殻で，左OPFCは，「喜び」「幸せ」，右OPFCは，「不安」「心配」に関与していることが報告されている[26]。③幼児の虐待やネグレクトが，前部帯状回（ACC）とOPFCの成熟に悪影響を与えることが示されている[23]。回避型愛着を示した子どもは成人後笑顔を見た時，線条体（動機づけ形成において最も重要な部位）の活性が低い。アンビバレント型愛着を示した子どもは成人後，敵意をあらわにする表情を見た時，扁桃体の活性が高くなる[34]。

　アタッチメントによる脳の基本的な神経回路パターンは，1〜3歳までに形成される。母子交流は，幼児の基本的な脳の構造に大きな影響を与え，このプロセスは「心理生物学的調節」といわれている[15]。左PFC−左AICは，安心感，信頼感，幸福感などプラス感情，右PFC−右AICは，不安，不信感，心配，悲しみなどマイナス感情に関与しており[10, 26]，幼児期の安心感，信頼感の神経基盤であろう。慈悲の瞑想で，左PFCが活性化され，右PFCは抑制される。さらに共感や自己評価向上に関与する島皮質（IC）−TPJが活性化される[23]。発達過程で基本的な安心感，信頼感の乏しい回避型やアンビバレント型の人，さらに，うつ状態の人に慈悲の瞑想は有効かもしれない。最近，うつ病に慈悲の瞑想が有効であることと報告されている[58]。

2. 自己感・自己肯定感——身体主体感と行為：実行系神経回路の育成

　最も基本的な自己感は，この身体はまさに自分のものであるという「身体所有・保持感」とこの身体の行為を引き起こしているのはまさに自分自身で

あるという「運動主体感」という感覚である。右側頭・頭頂接合部（TPJ）での入力と出力の差がないと，運動主体感，自己主体感が生じる。自己感は身体の状態が意識化された時に生じる。この身体イメージの意識化は，体性感覚や触覚・内臓感覚などの内在性感覚の役割が大きいと考えられている[35]。さらに，断片化された身体を一貫性のある統一されたものとして体験するには，求心性のみでなく遠心性の情報も必要で，身体の統一性は，感覚からではなく「行為」から生ずる[32]。島（insula）は，身体的認知の神経基盤と指摘されている。自分の身体が1つのトータルな統一感のあるものに感じられる感覚，すなわち，身体の全一感，この感覚が自己存在の肯定感に深く結びついている。臨床で用いている身体技法について述べる。詳細は斉藤，Ogdenや Dennison の原著を参照されたい[5, 27, 30]。

(1) 四肢立ち

「四股立ち」は，下を「実」にする。膝を外に張った踏ん張り方で，「肩入れ」でストレッチし，足の裏で大地をつかんで，しっかりとした土台を膝と腰で作る。

(2)「上虚下実」としての野口（三千三）の「上体ぶらさげ」体操[25]

両脚を腰幅に開き，前かがみに上半身を自然の重さにまかせて静かに横隔膜呼吸をしていると，だんだん深く上半身はぶら下がってゆく。ゆらゆらにょろにょろと，波のように左右にゆすりながら上半身はゆらゆら動き，「重さと思い」が地球の中心まで繋がってゆく，という実感が生まれてくる。身体を「液体化」し皮袋の中の中身を揺さぶる，骨は液体の中に浮かんでいるイメージにかえてゆくと筋肉のこわばりは消える。これらの身体技法は，副交感神経を高め，あるがままの自然体を生み出してゆく。右半身に痛みを訴え，リストカット，飲酒を繰り返すAは，「上体ぶら下げ」体操を取り入れ，母親と美容体操教室に通い，身体を弛め，身体感覚を取り戻し安定していった[46]。

（3）身体の中心部と周縁部：Ogden らの技法 [27]

　身体技法を系統的に展開しているトラウマ治療で，身体中心部と周縁部の動きが重視されている。「存在being」としての身体中心部（骨盤，脊椎，胸廓）は，全体の構造を支え安定化し脚の内部を通してしっかりとグランディングしている。他方，「行動doing」としての身体周縁部（腕，脚）は，機動性と環境との相互作用を提供する。首，頭，顔は，中心部にも周縁部にも属する。これらの自律調整と相互調整を育成することが治療に必要になる。

　中心部の自律調整として，頭頂部－耳・肩－股関節－膝－踵と全体が一直線で重力にバランスがとれる。センタリングの練習である。①頭頂部が上に引っ張られ，足がしっかり地に根づいていると視覚化すると，脊柱を伸ばし，胸を張りやすくなる。呼吸も増進される。②身体の背部の気づきを増す運動：背中を壁に押し当てる，背中を見ながら後ろに歩く──「背骨に支えられている」感覚をもたらす。覚醒状態が耐性用域内に戻るようになる。③イライラする感覚－攻撃性の衝動をおさえるにはセンタリングの練習が有効：一方の手をお腹に置き，もう一方の手を胸に置き感覚の変化にただ注意を払うと落ち着いて暴力の代わりになるセンタリングできる技法をやれるようになる。自分の中心軸が，天と地を結ぶ軸を貫いている感覚で，わが国の身体技法でも強調されている [30]。「四股立ち」「グランディング」「中心軸」の強化は，身体・自己主体感の強化でもある。

　脚と足への気づきを高めグランディングを感じる練習：立つ：つま先や踵や足裏の側面への体重移動，足裏全体への体重のバランス，床にそっと足をつける，膝をゆるめる，一方の足から他方の足へ体重を移動させ左右の足の間に体重が自然のバランスがとれるようにまかせる。自分の体重と重力が身体を下方向に引っ張る力を感じる。大地をしっかりつかむ「四股立ち」の技法も併用する。座る・足を床に押しつけたり，マインドフルネスに骨盤の坐骨で体重のバランス取っているのに注意を傾け，さらに骨盤底をリラックスさせると座っている間のグランディングを助ける。呼吸は直接的にエネルギーと覚醒状態の調整に関係している。呼吸が深まるようとりくみ呼気を強調する。わが国には丹田呼吸法があり，覚醒状態が低下しリラックスし安定する。成瀬の動作法でも身体中心部のグランディングとセンタリングを重視している [24]。

周縁部の相互調整として，手足の動きを通して対人関係を身体的に調整する。特にトラウマは対人関係の境界線を破壊するので，境界線の育成を助け安全だと確信を持てるようにする。「手で押しやる」「足でけって向こうにやる」「立ち去る」などはっきりした直接的な大きな動き，「後ろにそる」「身体を固くする」「顔をそむける」など間接的な微細な動きの練習である。

(4) 身体の動きと学習：Dennison のブレイン・ジム

ブレイン・ジムは教育的キネシオロジー（kinesiology：運動動作学）で，身体を動かすことを基盤にした学習システムであり，教育的身体論のみでなく学習障害児やトラウマの治療[18]としても注目されている[5]。エネルギーは，滞ることなく流れることであり，エネルギーの振動と人生のリズムの協調を重視している。左右の脳につながるための左右統合（laterality）の次元，心につながるための上下統合（centering）の次元，前向きの勇気につながる前後統合（focus）の動きの3次元の中に備わる能力につながり，その能力を活用する技法が必要である。29の身体技法があるが，ストレスで半身特に右か左の上肢の痛みを訴える人に，あるがままの自然体と左脳と右脳のバランスが必要なことを話す。運動皮質と感覚皮質を通して左脳と右脳を活性化し統合するのに，左右の両腕と両足を交差させて動かすクロス・クロール，パソコンなどで極度の眼精疲労を訴える人に，眼球を左右，上下に動かす数字の8の字の形を描くレイジーエイトの眼球運動は，試みてもらって効果あるようだ。理論的背景が不十分で精神療法としてどう使えるかこれからの課題であるし，脳科学的な実証研究もまだ見られない。

(5) 運動による精神症状の改善と頭頂・後頭・側頭葉領域の活性化

バスケットボールの動画を見ている時の統合失調症者の superior temporal sulcus（STS）と後頭葉の extrastriate cortex の中にある extrastriate body area（有線外身体領域：EBA）の活動は健常者と比較して低下していた。運動としてバスケットボールを3カ月行い，その後，バスケトボールの動画を見ている時の EBA の活動は上昇し，PANSS の一般精神病理尺度の改善と相関していた[37]。STS や EBA は，身体主体感，コミュニケーション機能との関連で

興味深い[注1, 5, 6, 11]。Gallagher は，基本的な身体的自己感を身体所有・保持感（sense of ownership）と身体主体感（sense of agency）に区別した。統合失調症者は，運動と思考の所有者（owner）として彼自身を体験しているが，運動と思考の行為者（agency）として体験していないと指摘している[7]。第1章の共鳴身体，二重身体で述べたごとく，統合失調症者の身体境界の脆弱性は，運動と身体の帰属感が弱く，さらに，自己の根底にある他者性を露呈しやすいことを示している[49]。これらの現象には，自他癒合ミラー神経回路と自他分離神経回路への STS や EBA の関与が考えられる。

(6) 日常生活の「行為」

　家庭やデイケアで，好きなギター，ドラムなどの楽器の練習，ダンス，水泳，さらに母親と料理，掃除など日常生活の「行為」は，安心感とともに身体統一感，自己肯定感の育成のために重要である[46]。負の連鎖に陥る神経症，うつ病，境界水準の事例，さらに，統合失調症者でも，「今，ここ」での現実の「行為」が，自己統一感，自己肯定感，不安を抱える力を育成する。

3. 自立感──「沿いつつずらす」と「自己集中現象」：自他分離神経回路の育成

　身体の中心感覚と平衡感覚を育て，外に開かれた柔軟に対応する「上虚下実」の身体が基本的な身体つくりであり，身体中心部と周辺部の自律と相互調整をはかりながら，自立した身体に育ってゆくと考えられる。さらに，相手に「沿いつつずらす」身体技法は，クリエイティブな人間関係を生み出す基礎的な構えとして重要であると斉藤は強調する。しかし，その基盤として，「ずらし」を受け入れたり，修正したりする柔軟な身体づくりは，精神療法的視点から見ると，Wallon のいう姿勢機能の平衡感覚を修復させることでもあり，自他分離をはかり，依存から自立してゆくバランス感覚の育成に重要である[注1-6]。

(1)「沿いつつずらす」技法

　マッサージの技法でもふれたが，舞踏家古関の息を合わせて抵抗をかけるやり方を斉藤は紹介している。①2人で向かい合って立ち，手首をつかまれた側が息を吸いながら，腕を自分の側に引きつけ，腹の前まで下す。②そこで，息をいちど留め，ゆっくりと吐きだしながら，手のひらを相手の腹へ向けて押し出すように，腕を前に出していく，腕の筋肉よりも腹の呼吸力で押してゆくイメージ。③手首をつかんでいる側は，適度な抵抗をかける。相手の呼吸に自分の呼吸を合わせる。肩の力を抜いて力まずに，一息ごとに動きと息が徐々に強くなるように工夫する。一体感の中で抵抗が素直に受け入れられるようになる。

(2) 相撲や武道の投げ技

　この「沿いつつずらす」動きを基本にしている[30]。沿ってもらって動きがよくなってきた相手は，そのずらしを受け入れる素地が生まれる。投げる側は，まず相手の力に沿う，無理に自力で転ばそうとしなくて，方向性をかえるだけで相手のバランスをかえてゆく。投げられる側は，相手の力に方向づけられたと感じ取り，その方向へと体重をあずけて行くことでバランスを修復してゆく。

(3) 私と異なる他者

　自己と他者を区別すると，自他癒合ミラー神経回路活動は抑制され，自他分離メンタライジング神経回路が活性化されることがわかってきた。行為を通して身体は「私」となり，行為を通して他者は私となる。そして，行為（予測）の「ずれ」（失敗・不一致）によって私と他者は分離される[32][注4-7]。この認知神経科学の知見は，「沿いつつずらす」ことによって自他癒合から自他分離へ，すなわち，自立を育成してゆく過程を示唆している。第11章で述べた境界人格水準のYは，スプリットする前の最初の不安を皮膚感覚的に感じ取り，「今・ここ」で必要な行動をすることで相手との「ずれ」による不安を切り，自己の平衡・中心感覚を取り戻し，自己を受け入れ安定させた。自己愛人格水準のWは，自己否定と誇大的自己の矛盾「ずれ」をそのまま受け入

れ，「今・ここ」の行動に踏み込むことでスプリットを回避した[45]。境界人格水準の治療で，Linehanは，「非礼」と「相互的」コミュニケーションスタイルを組み合わせて用いている。これは，バランスを失わせ，再びバランスを取り直させる技法である[16]。自他の「ずれ」の感覚は，欲求と満足の「ずれ」など新生児の共鳴・共生身体レベルの時期から生じてくる[53]。自己を否定された，見捨てられたと母子関係や対人関係での「ずれ」や自己矛盾の「ずれ」などが起こった時，「ずれ」を受け入れたり，修正したりして，平衡感覚，中心感覚のバランスを修復することで成長してゆくのである。柔軟でしなやかな身体の育成である。この時，没我体験という自己集中現象が重要になる。自己と他者の「ずれ」の感覚と修正について説明すると，納得してくれる患者は多い。

(4) 没我的自己集中現象と役割

3歳になると何でも1人でやろうと人に反対して自己を確かめようとする。自我が自ずからを勝ちとってゆく闘争の時期で「生きられる隔たり」(Wallon)を作ってゆくといわれる。Montessoriは，幼児教育論の中で，3歳児は，幸福な遊びの時期で，われを忘れて集中して取り組むようになり，「集中現象」と呼んでいる。この「集中現象」によって，自己を組織化し秩序化して自立してゆく内的生命力をもっていると力説する[43]。この「集中現象」は，母親に依存した「没我的融合体験」から遊びや作業に熱中した「没我的自立体験」によって，分離不安を処理し自立してゆく第一歩の姿である。遊び，作業への没我体験と集団の中での役割が，自己組織化を強化し，他者との「ずれ」による不安など感情を抱える力をつけてゆくと考えられる。集団活動の中で役割を持つことで，自主性が育成されてゆくのは，治療過程でよく観察されることである[42,43]。

4. 距離感——人と人の間合い

触れる，触れられるという感覚が，距離感の基盤になる。「抱っこ」「おんぶ」から「手をつなぐ」，仲間との縄跳び，お互い剣を持ってチャンバラごっこやボール投げなどで，徐々に自他の距離感覚が育ってゆく。道具を介した

他者との遊びで，道具を身体の延長として扱うことによって，空間的には離れていても，自分の身体の延長感覚が育ってゆく。人との間合いの柔軟性は，このような伸びちぢみする身体感覚の柔軟性である。武道などでの中心軸を取り合う練習は，相手を崩す技法として重要である。中心軸の感覚を磨くと同時に相手との距離感や関係のあり方を身体感覚として実感しやすくなるとして，斉藤は中心軸を取り合うメニューを示している[30]。座位で行うやり方もあるが，立って行う場合，①自分の身体をまっすぐ相手に向くよう位置を取り合う。②相手が一歩左に動くと，動いた側は相手に対してまっすぐ向くが，相手は誰も居ないほうに向くことになるので，左へ一歩回りながら中心軸の微妙な取り合いを味わいながら修正する。平成24年度より，相撲，柔道，剣道，ダンスが中学生の教科に加えられた。人と触れる，触れられる機会が少なくなった今日では，小学生から必要であろう。

II　理性的知から身体知へ： 注意の変換は神経回路の変換をもたらす

　今日の若い人達は，行動基準や規範性が学習されず，日常生活の対処が未熟化しているとよく言われる。このため，日常生活や社会生活のスキルの学習が必要になり，ソーシャルスキル訓練（SST）が不可欠になってきた。これは，第Ⅰ部の規範身体，抽象身体の項で述べたごとく，要素的行動の学習を積み上げ集合化し身体に内在化させ構造化させてゆく規範身体の強化である。この時メンタライジングに関する処理や言語化という「抽象性」が次第に生み出されてくる。規範身体から抽象身体に脱皮してゆくには，構造化されたものを脱構造化し，新たな構造化を生み出してゆくことになる。心としての身体は，発達とともに構造化と脱構造化を螺旋状にくり返しながら弁証法的に成長している[22, 36, 43, 46, 48]。神経症，葛藤性うつ病，衝動をコントロールできない人たちが，自己否定によって負のスパイラルに陥る悪循環から解放されるには，西欧の理性的知の限界を超え，脱知性化し，東洋の身体的知としての身体感覚レベルでの「感じ−直観」の技法が注目されてきた。

1. マインドフルネス瞑想による技法：「一次感情−直観」の重視 (Linehan)

観察型の「気づき」の瞑想法といわれる原始仏教のヴィパッサナー瞑想法[40]では，悩みの負の連鎖に気づき，「不安」「怒り」「嫉妬」などと一次感情を言語確認（ラベリング）して客観化し，「今，ここ」の呼吸による腹部の「ふくらむ」「ちぢむ」という現実の事実の動きに注意を向け，負の連鎖に陥る入口で切る訓練をして洞察を深めてゆくことが基本である。この流れをくむマインドフルネス瞑想法では，妄念を切ることよりもあるがままに観察，把握し，描写，叙述して受容，関与することが強調されている。この瞑想法は，外傷後ストレス障害（PTSD）の感覚運動・精神療法や第三世代の認知行動療法の中核技法として注目されている[2, 16, 33]。しかし，あるがままに受け入れるのは難しい。臨床では行動連鎖分析と併用し，「一次感情」の気づきを促すのに用いている。そして，「負の連鎖」を切るため「一次感情」で言語ラベリングして客観化して止め，「今，ここ」の五感に集中するマインドフルネスの技法とヴィパッサナー瞑想法を用いている[注10]。理性的知の言語化を禁止し身体知の五感に集中するのは，森田療法の不問の技法と同じである。「一次感情」に気づき，言語ラベリングによって言語化を禁止し呼吸という身体感覚に集中すると左前頭葉のブローカ言語野を活性化するとともに，不安に関与する扁桃体が抑制されることが報告されている[4]。レーズンを口に入れる，香りと舌で感触を味わい，噛んで甘酸っぱさを味わい，飲み込む感触を味わう，これらの一連の感覚をゆっくり味わう味覚，食のマインドフルネス，香りをゆっくり楽しむ嗅覚のマインドフルネス，疲れの身体感覚の気づきを高めるボディスキャンなどである。「今，ここ」の瞬間の自然なあるがままの身体感覚や五感を集中して味わうことによって，負の連鎖を切る。これによって一次感情を放置し，苦悩をあるがままに受け入れ，感覚と一体となり自分自身を完全に忘れる体験をしてゆく訓練であり，「一次感情−直観」で行動することを強調する[51]。最近の認知神経科学領域での「注意」に関する研究で，注意の配分によって神経回路活動が左右されることがわかってきたのは興味深い。あることに注意を集中するとその領域の神経回路活動は亢進し，それに無関係な他の領域の神経回路活動は低下する。しかも，認知レベルの内的志向と外的志向への注意に関与するトップダウンの背側注意神経回

路（意図的に特定の場所や特徴に対して「今，ここ」に注意を向けようとする時に関与する前頭−頭頂ネットワークと注意の準備や予期など注意の構えに関与する前頭前野・前部帯状回−基底核の帯状−弁蓋ネットワークの2つのネットワーク）と自分の意図とは無関係に外界の明るさや大きさ，音など目立った刺激側の属性に基づいて，主体の外側の要因で生じる身体感覚レベルでの外的刺激への注意に関与するボトムアップの腹側注意神経回路（TPJ−腹側前頭）がある。これらのネットワークが，各注意の変換に関与している[20]。認知レベルの内的注意の負の連鎖「とらわれ」は，「今，ここ」の外界や身体感覚に注意を集中した時切れる。「とらわれ」による心のワンダリングに関与するデフォルトモードネットワーク（DMN）の活性化は，注意を外界に向けた時に低下する。注意集中瞑想法による「今，ここ」への注意の変換は，神経回路活動の変換をもたらすという認知神経科学所見が蓄積されてきた[注9]。森田療法での「今，ここ」の実践も同じである。このような説明をすると患者も納得しやすいようである。Siegel の「注意を他に集中することは，神経ネットワークをつなぎなおすメスを手に入れるようなものだ」いう「脳に関する心理教育的説明」[34] は，重要な視点である。

2. 「行動」による技法：「感じ−直観」の重視（森田）

　日常生活の「作業・行為」が，身体統一感，自己肯定感をもたらすことはすでに述べたが，森田療法での「作業・行為」は，「とらわれ」を打破する技法として重要である。負の連鎖に陥った「とらわれ」を打破するには，「とらわれ」を言語化するとことを禁止し不問にして，「今・ここ」で必要な「作業・行為」に踏み込み，身体の動きと一体化し，対象化された身体を忘れる（没我・無の体験）ことである。自己観察を忘れることは，「かくあるべし」の規範性を破壊するとともに，不安・恐怖という情動を受け入れることでもある。森田は「純な心」「感じ−直観」で行動することを強調する。Linehanの「賢明な心」「一次感情−直観」，さらに，Siegel の「無垢な心」「直観」も近い考えのように思われる。前部帯状回や島回には，特殊なフォン・エコノモ・ニューロンが存在し，直感的な処理や情動的自己知覚に関連していると指摘されていて[1, 10]，「感じ−直観」の身体技法との関連があるかどうか興

味深い。「感じ-直観」の身体技法は，不安は，唯不安それだけで切り，負の連鎖を切り，「今，ここ」で必要な行動に踏み込む態度である。注意集中瞑想法と同様に神経回路の変換と不安を抱える力が育成される。没我体験は，人前で緊張する「あるがまま」の身体になりきり，自己受容している体験である[48]。禅は，作務という作業に没頭させ，人をマシン化して徹底して脱知性化，脱構造化をはかっている。さらに，呼吸法（座禅）と食事・排便の作法を介して生命体の原点である呼吸器と消化器と活動へと，新生児，乳幼児と同じ共振体と鏡体の身体に還元し，原点回帰によって「あるがままの世界」を体験することであるといわれている[11]。神経現象学（neurophenomenology）を提唱したVarelaのいう感覚運動である「身体としてある行為」（embodied action）から無我（no self）の心は創出される[49, 52]。この没我，無我（無自己：no self）といわれる，あるがままに認識する「無」の状態を介して狭い価値観を解体し新しい意味の発見，創造が生まれる。自己否定から「あるがまま」の自己肯定への反転でもある[47]。

まとめ
——心と脳を統合するソマティック心理学：柔軟な心と身体

　身体技法の脳神経回路の基盤として，身体図式（ボディースキーマ）が存在する[注9]。身体図式は，相互感覚的世界における私の姿勢についての包括的意識，ゲシュタルト心理学の意味における1つの形態であり，私の身体が世界内存在であることを表現する1つの仕方であり，実存の運動であるとMerleau-Pontyは，実存の運動として身体図式を提示している[21]。この身体図式による現象的身体は，生理的身体と心理的身体とを媒介する両義的身体としての役割を果たしている[15]。自然な身体感覚の回復と生理的レベルの身体図式と心理的レベルの身体イメージというボディーマップの修正をさせるのが身体技法であり，ソマティック心理学である[1]。この視点から見ると，マインドフルネス認知行動療法と森田療法はソマティック心理学に属するといえよう。

　引きこもりや衝動を制御できないなど自己を統合できない問題を抱える未

発達の若者達には，発達的身体論をふまえ，身体技法で身体感覚を育成し，認知行動療法的に社会生活スキルを学習して規範身体の集合化，構造化を強化しながら，矛盾した人間存在の在り方として弁証法的に脱知性化，脱構造化をはかり，「あるがままの身体と自己」を受容し肯定してゆく治療の展開が必要である．この過程で，身体感覚と運動（動作）による間身体レベルのボトムアップの技法から認知という間主観レベルのトップダウンの技法，言葉による精神療法が展開される．身体技法を基盤に治療を展開してゆくうえで，マインドフルネス／アクセプタンス認知行動療法と森田療法を発達，病態水準に応じて用い，統合発展できればと思う[38-40, 45, 48, 50, 51]．身体技法の神経基盤に関する知見は，断片的でほとんど未知の分野であり今後の研究に期待したい．

文献

[1] Blakeslee S and Blakeslee M: The Body Has a Mind of its Own, 2007.（小松淳子訳）脳の中の身体地図．インターシフト，合同出版，2009.

[2] Bach PA, Moran DJ: ACT in Practice. BCBA and New harbinger Publications, 2008.（武藤崇他監訳）ACT（アクセプタンス＆コミットメントセラピー）を実践する．星和書店，2009.

[3] Chiesa A, Serretti A, Jakoben JC: Mindfulness; Top-down or bottom-up emotion regulation strategy? Clinical Psychology Review, 33; 82-96, 2013.

[4] Creswell JD, Way BM, Eisenberger NI et al.: Neural correlates of dispositional mindfulness during affect labeling, Psychosomatic Medicine, 69; 560-565, 2007.3) Falloon IRH and Fadden G: Integrated Mental Health Care. Cambrige University Press, 1993.（水野雅文他監訳）インテグレイテッドメンタルヘルスケア．中央法規出版，1997.

[5] Dennison PE: Brain Gym and Me. Education Kinesiology Foundation, CA, USA, 2006.（石丸賢一訳）ブレインジムと私．市民出版，2010.

[6] Farb NAS, Anderson AK, Segal ZV.: Mindful brain and emotion regulation in mood disorder, Can J Psychiatry, 57; 70-77, 2012.

[7] Gallagher S: Neurocognitive model of schizophrenia; A neurophenomenological critique. Psychopathology, 37; 8-19, 2004.

[8] 人見真理：ゼロのキネステーゼまでに――脳性麻痺児の身体．現代思想，総特集メルロ＝ポンティ　身体論の深化と拡張，200-211，青土社，2008.

[9] 堀内孝：自己が成立するための記憶の仕組み．（子安増生，大平英樹編）ミラーニューロンと〈心の論理〉，133-152，新曜社，2011.

[10] 乾敏郎：脳科学からみた子どもの心の育ち．ミネルヴァ書房，2013.

[11] 鎌田東児：肉体現象学序論．（小阪修平編）身体という謎．157-205, 作品社, 1986.

[12] 紙屋克子：私の看護ノート．医学書院, 1993.

[13] 笠原嘉：外来精神医学．みすず書房, 1991.

[14] 越野秀哉：デフォルトモード・ネットワークから見たワーキングメモリ．（苧坂直行編）社会脳科学の展望．171-195, 新曜社, 2012.

[15] 久保隆司：ソマティック心理学．春秋社, 2011.

[16] Linehan MM: Cognitive Behavioral Treatment of Borderline Personality Disorder. Guilford Press, 1993.（大野裕監訳）境界パーソナリティ障害の弁証法的行動療法, 誠信書房, 2007.

[17] Marchand WR: Neuronal mechanisms of mindfulness and meditation: Evidence from neuroimaging studies. World J Radol, 28; 471-479, 2014.

[18] Masgutuva S and Curlee P: Trauma Recovery - You are Winner.（五十嵐善雄, 五十嵐郁代, たむらゆうこ監訳）トラウマからの回復：ブレインジムの「動き」がもたらすリカバリー．星和書店, 2013.

[19] 松尾正：沈黙と自閉——分裂病者の現象学的治療論．海鳴社, 1987.

[20] 松吉大輔：複数の注意と意識, 脳．（苧坂直行編）注意をコントロールする脳．121-147, 新曜社, 2013.

[21] Merleau-Ponty M: Phenomenologie de la Perception. Gallimard Press, 1945.（竹内芳郎, 小木貞孝訳）知覚の現象学I．232-234, みすず書房, 1965.

[22] Merleau-Ponty M: Eloge de la philosophe, L'Oeil et L'esprit. Gallimard, 1953 et 1964.（滝沢静雄, 木田元訳）眼と精神．97-192, みすず書房, 1966.

[23] 永沢哲：瞑想する脳科学．講談社, 2011.

[24] 成瀬悟策：動作療法．誠信書房, 2000.

[25] 野口三十三：野口体操　おもさに貞く．春秋社, 2002.

[26] 則内まどか, 菊池吉晃：養育者の育児行動を支える神経基盤, 精神経誌, 115；630-634, 2013.

[27] Ogden P, Minton K and Pain C: Trauma and the Body; A Sensorimotor Approach to Psychotherapy. Noruton W.W. & Company, Inc. 2006.（日本ハコミ研究所訳）トラウマと身体——センサリーモーター・サイコセラピー（SP）の理論と実践．星和書店, 2012.

[28] 大塚結喜：心の論理の脳内表現．（苧坂直行編）自己を知る脳, 他者を理解する脳．167-180, 新曜社, 2014.

[29] 苧阪直行：自他を融合させる社会脳．（苧阪直行編）自己を知る脳, 他者を理解する脳．221-234, 新曜社, 2014.

[30] 斉藤孝：自然体の作り方——レスポンスする身体へ．太郎次郎社, 2001.

[31] 佐々木正人：イメージとからだ, からだ——認識の原点．88-124, 東京大学出版会, 1987. ；佐々木正人：記号が生成するからだ, からだ——認識の原点．150-163, 東京大学出版会, 1987.

[32] 佐藤徳：私のような他者／私とは異なる他者——間主観性の認知神経科学．（子安増生, 大平英樹編）ミラーニューロンと〈心の理論〉．59-102, 新曜社, 2011.

[33] Segal ZV, Williams JMG and Teasdale SD: Mindfulness - based cognitive therapy for depression. Guilford Press, 2002.（越川房子監訳）マインドフルネス認知療法．北大路書房，2007.

[34] Siegel DJ: Mindsight The New Science of Personal Transformation. Mind Your Brain Inc. 2010.（山藤菜穂子，小島美夏訳）脳を見る心，心を見る脳：マインドサイトによる新しいサイコセラピイー．星和書店，2013.

[35] 嶋田総太郎：自己身体はどのように脳内で表現されているのか？（子安増生，大平秀樹編）ミラーニューロンと〈心の論理〉，21-57，新曜社，2011.

[36] 多賀厳太郎：脳と身体の動的デザイン——運動・知覚の非線形力学と発達．金子書房，2002.

[37] 高橋英彦：脳画像の進歩が精神科臨床に与えるインパクト．精神経誌，115；1194-1201，2013.

[38] 竹田康彦，内村英幸：二つの受容をめぐって：弁証法的行動療法の立場から——「受容」と「変化」について．精神療法，39；845-850，2013.（第6章 掲載）

[39] 竹田康彦：認知行動療法と森田療法の統合の試み．（原田誠一編）クリニックが拓く新しい臨床．265-271，中山書店，2015.

[40] 竹田康彦：児童・青年期治療の現状と課題——身体技法を基盤にした治療の展開.（森山成棳編）メンタルクリニックでの重要な精神疾患への対応（Ｉ）．75-83，中山書店，2015.

[41] 地橋秀雄：ブッダの瞑想法——ヴィパッサナー瞑想法の理論と実践，春秋社，2006.

[42] 内村英幸：生活精神療法的接近（Ｉ）.（内村英幸編）慢性分裂病の臨床．54-72，金剛出版，1983.

[43] 内村英幸：「あるがまま」の思想と規範の崩壊．（内村英幸編）森田療法を超えて．18-19，金剛出版，1992.；内村英幸：身体と家族．（内村英幸編）森田療法を超えて．269-291，金剛出版，1992.

[44] 内村英幸，吉住昭編：精神科保護室の看護とチーム医療——困難事例への対応と援助．金剛出版，2000.

[45] 内村英幸，松尾顕二：森田療法における病態と介入のポイント——特に「純な心」について．精神療法，37；287-292，2011.

[46] 内村英幸：間身体性と身体技法——安心感と自己感の育成について．精神療法，38；231-232，2012.

[47] 内村英幸，竹田康彦：弁証法的行動療法と森田療法の治療観と戦略．精神医学，54；366-368，2012.

[48] 内村英幸：弁証法としての森田療法——矛盾から無へ，無から「あるがまま」へ．精神療法，39；409-416，2013.（第9章 掲載）

[49] 内村英幸：心としての発達的身体論と身体技法——間身体性から間主観性へ，その1. 発達的身体論の概要と神経基盤．福岡行動医学雑誌，21；39-49，2014.（第11章 掲載）

[50] 内村英幸：森田療法の実践と展望.（原田誠一編）クリニックが拓く新しい臨床．

218-223, 中山書店, 2015.

[51] 内村英幸：診療メモ：境界水準の人の対処法――「感じ－直感」をみがく瞑想法と脳に関する心理教育. 九州神経精神誌, 61；82-86, 2015.

[52] Varela FJ, Thompson E and Rosch E: The Embodied Mind; Cognitive Science and Human Experience. MIT Press, 1991.（田中靖夫）身体化された心――仏教思想からエナクティブ・アプローチ. 工作舎, 2001.

[53] Wallon H: Rapports affectifs; les emotions. 1938.（浜口寿美男訳編）ワロン／身体・自我・社会. 149-182, ミネルヴァ書房, 1983.；Wallon H: Importance du movement dans le development psychologiue de lenfant. 1956.（浜口寿美男訳編）ワロン／身体・自我・社会. 138-148, ミネルヴァ書房, 1983.

[54] 山口一郎：文化を生きる身体. 知泉書館, 2004.

[55] 山口一郎：感覚の記憶――発生的神経現象学研究の試み. 知泉書館, 2011.

[56] 山﨑不二子：森田療法における看護の母性役割と森田的身体接触技法の開発. メンタル岡本記念財団研究助成報告書 (5), 285-290, 1992.

[57] 矢追健, 苧坂直行：自己を知る脳――自己認識を支える脳.（苧坂直行編）自己を知る脳・他者を理解する脳. 73-110, 新曜社, 2014.

[58] Hofffmann S G et al: Loving-kindness meditation to target affect in mood disorders; A report of concept study, Evidence-Based Complementary and Alternative Medicine, doi:10. 1155/2015/269126.

終章
薬物療法と精神療法の意味
弁証法的治療へ

はじめに──心でも物でもある身体

　これまで弁証法的精神療法の実践とその理論的背景としての身体論について述べてきた。しかし，精神療法の実践の際に併用する薬物療法の臨床的意味については断片的にしか触れてこなかった。それ故，これまで検討してきた心と脳についての身体論の要点にふれながら，薬物療法と精神療法の関連について整理しておきたい。

　選択的セロトニン再取り込み阻害剤（SSRI），特にフルボキサミンの登場は，精神療法のみでは抵抗の強い対人恐怖症・社交不安障害（SAD）や強迫性障害（OCD）の症状を和らげ，時には劇的に症状を改善し，精神療法的アプローチを容易にした。他方，第二世代の特徴的な非定型的抗精神病薬の登場によって，境界水準の衝動性に対して少量のリスペリドン溶液，オランザピンザイテスやクエチアピンの使用で鎮静化を図り，精神療法を根気よく続けることができるようになった。統合失調症に対しても肥満，糖尿病の問題はあるが，典型的な副作用は少なく以前より対応しやすくなり，精神療法，社会心理的アプローチが容易になってきた。

　他方，脳科学において，Rizzolattiらの1986年にかけての一連の研究による「ミラーニューロン」の発見によって，これまで述べてきたように，自己と他者・環境との関係性の認知神経科学，自己神経科学は，近年著しく発展してきており，「心と脳」の媒体である「生きた身体」すなわち，心でもあり物でもある両義的身体をふまえて，薬物療法と精神療法について論じることが不可欠になってきた。

I　神経症の薬物療法と精神療法

　一般的には，SSRIで症状を和らげ，森田療法や認知行動療法を併用して治療を進めてゆくと，症状はさらに改善し，SSRIを減量しても悪化せず，最終的には，SSRIを中止して治療終了にもっていける。難治性もあるが，逆に時々，SSRI特にフルボキサミンが著効する症例にも出会う。SSRIは，「とらわれ」という自己執着（我執）を軽減する。このような症例をみていると，SADやOCDの病態は，脳の神経回路の病態のように思えてくる。しかし，この反面，薬を併用せず認知行動療法，森田療法のみで改善してゆく人もいる。神経症の治療は，言葉による精神療法，認知・行動療法のトップダウン的治療，身体感覚・行動による身体技法（マインドフルネス，森田療法）とSSRIという物質による脳の神経回路を修飾する基本的なボトムアップ的治療の接点の治療である。まず，フルボキサミンで劇的に症状が改善した症例から示したい。

1.　どもり恐怖症の人：症例A

　生育歴：内向的で神経質，元々，どもることがあった。「や」「あ」で始まる言葉が苦手だった。短大卒業後，人に接しない仕事として食品開発を希望して就職したが，営業にまわされ電話を使うことも多く，これが苦手で事務職の仕事に転職して10年勤めた。結婚し仕事は辞めていた。

　現病歴：4年後，人事部に勤務，職場で「この人，年取り過ぎて駄目だ」とか耳にすると，自分が言われているような気がして次第に声が出なくなっていった。人の目が気になる，人から嫌われたくない気持ちが強く，それで緊張し背中に鉄板がはいっているような感じになる。会社も理解してくれて，どもりがひどい時は事務業務に専念させてもらっている。就職して3カ月目に受診する。

　初診時所見：緊張強く，詰まりながらどもり，言葉が出にくい。元々対人緊張があり，人を怖がる傾向がある。名前や会社名が言えない。言葉が出ないのではないかと思うと電話が取れなくなり，ますます緊張してしまう。予期恐怖が強い。フルボキサミン使用する。

終章　薬物療法と精神療法の意味　　193

　治療2週目：電話多いが，自分はとらないで取ってもらっていた。フルボキサミン（25mg）2錠50mgでは効果ないので3錠75mgに増量する。

　治療4週目：不安がなくなった。職場でも話せて，電話も普通に取れるという。面接時の会話も驚くほどスムーズに話せる。

　治療8週目：スムーズに話せるし，電話対応も問題なくなった。1週間薬飲まなかったら少し喋りにくいと思う程度で仕事は慣れてきた。もうしばらく薬減量しながら服用し，仕事に慣れてくると薬不要のように思うという。

　治療12週目：薬2週間服用してない。電話も取れているし問題ないという。少しどもる傾向は元々あるし，仕事に慣れると，あるがままの70点の自分でやりますという。

　小活：フルボキサミンが著効した事例で，仕事になれることで緊張感軽減していったと思われる。「かくあるべし」の100％を求めず，「あるがまま」の70％でよいという森田療法の話をする程度で乗り越えた。どもり恐怖の症例B：「かくあるべし」の完全主義の強い人，元々どもることがあった。就職後，職場でも日常会話でも吃音が強くなった。カミングアウトしてどうでも良いと自然体だとスムーズに話せるという。フルボキサミン100mg使用，8週間で著効し問題なく仕事している。その後，徐々に75mg，50mgと減量し，森田療法併用。少しどもってもしようがない，薬は不要と治療終了する。

2．他者・自己視線恐怖症の人：症例C

　主訴：視界に入る人が気になり何もできない，人と接する時緊張して挙動不審になり話せない。

　生育歴・現病歴：元来活発で遊ぶ子だった。活発すぎて人に怪我をさせ怒られた。その後，人のことを過剰に気にするようになった。高校2年ごろより緊張すると腹鳴がひどく気になりだし悪循環していった。人の視線も気なりだした。R大学福祉学部入学，3年生になり授業で討論が増え回避するようになった。憂うつになり食欲もなくなり昼夜逆転し引きこもり状態になる。実家に帰りA精神科クリニック受診したが，改善せず中断。Bクリニック受診，ジプレキサ（5mg）1錠服用，考え込むのは少なくなり外出しようという気持ちにはなったが，視線恐怖は改善しなかったし，理解してもらえなかっ

た。森田療法を希望し受診。温厚な青年，対人恐怖はあるが何とか登校して卒業したいと思っている。休学中だが時間があるので介護の講習会を受けに行きたい，そのため人の中でやれるようになりたい。①人の視線が苦痛，今は信号待ちしている向こう側の人の視線も気になる。②自分の視線が相手に不快感を与えている。しぐさとかでわかる。うつむいたりせざるをえない。会議とかうつむいて，そわそわして挙動不審な動きになる。フルボキサミン（25mg）2錠50mg使用する。

　治療1カ月目：介護の講習会参加し，週2回の講義では視線が気になり不安である。しかし，視線気になるがこだわらず流せる。抑うつ気分も軽くなり，日帰り旅行してきた。

　治療2カ月目：講義も出席し，隣の人とレポート見直したり，議論したりするなど楽しむことができるようになる。3錠75mgで抵抗なくなったという。

　治療5カ月目：授業に集中でき，実習も不安・緊張あまりなくお年寄りとも話して集中できた。

　資格取得し，2年休学し復学した。視線気になる時もあるが授業に集中できて忘れている。楽しくやっていますという。森田療法併用しフルボキサミン徐々に減量，中止し，治療終結した。

3. 醜形・外見恐怖症の人：症例D

　生育歴・現病歴：小学生の時，食べ物好き嫌い多く給食食べられず夕方まで残されていた。今も学校はトラウマになっている。高校生になり自分の毛深い容姿が気になり他人が笑っている感じがするようになった。A大学入学，自分の容姿が気になり学校ゆくと笑われるのではないか，若者のファッションになっておらず皆から浮いているのではないか，毛深いのが気になる，気にしまいと思うとますます気になる。学校行かずアルバイトしていた。3年生の時アルバイト辞め，何もしたくなくなり引きこもる。部屋で1人マンガ読んでいるのが楽しい。マンガのキャラクターに感情移入しその人たちと一緒にいると自分を感じたくないのでよい。睡眠は自然に取れている。皆就職試験頑張っているのに劣等感で潰れそうになる。現役で入学しても留年した自分の挫折感，完全であるべきなのに崩れたと抑うつ的である。靴はいて学

校行こうと思うが動けないと受診してくる。フルボキサミン（25mg）2錠50mg使用する。

　治療2週目：笑われるのではないかと思うのは大分楽になった。同級生数人との飲み会にでた。

　治療3週目：就職面接に行く。自己嫌悪感じる前に行動できるようになった。

　治療6週目：皆優秀だし一番になれるわけがない。顔のことあまり気にならなくなり登校できるようになった。フルボキサミン50mgで劇的に効いた感じである。

　治療2月目：抑圧され見下されている感じなくなった。登校問題ない。積極的に就職活動する。治療4月目：就職決まる。治療6月目：試験も終了し単位習得し卒業できる予定となる。薬は減量してゆきたいといい，その後受診しなかった。5年後偶然に出会ったが，大企業に転職し元気に仕事していた。自分を受け入れ前向きに人生歩んでいた。成長していた。

　小活：鼻の毛穴が開き，鼻根陥凹してきて醜くなったと引きこもりマスクを掛けて受診した症例Eも，フルボキサミン50mg使用で劇的に改善し，仕事に復帰した事例がある。これらの事例には，あるがままと感情の法則（感情は放置していると消える，相手にすると増幅する，同じ刺激に何回も曝すと不感になるなど）を説明し，森田療法を加味して実践してもらい，現実に慣らしてゆくことが治療終了に持ってゆくため必要である。

4. 強迫障害の人：SSRIに少量のアリピプラゾール併用の症例G

　主訴：数字のこだわりと打ち消し行為

　生育歴・現病歴：神経質，実家がお寺で道徳面で厳しかった。B大学入学，単身生活で，鍵，ガス栓，水道栓など何回も確認しだした。オウム真理教事件で，教祖の顔が浮かんできて，釈迦がその教祖ではないかという考えが浮かび，この考えを消そうと泥沼にはまってしまった。数字も気になりいろいろ意味づけして行動できなくなった。A精神科病院に入院しなんとか軽快し2年休学し卒業した。卒業後，短時間のアルバイトを何とかやっていたが，ここ数年仕事していない。強迫行為が強くなり日常生活も困難になり，森田療法希望して受診する。

初診時，何回も足踏みしてやっと椅子に座る。表情乏しく奇妙な行動をみると統合失調症ではないかと思わせる雰囲気である。①嫌な数字：13，ユダの裏切り，ほとんどの数字に悪い意味づけする。診察室に入るのは82，椅子に座るのは90，いや通り越して95まで踏んで座った。その後，足が動くと縁起が悪いと気になり歩数が変わり，バタバタ足を動かして56増やしたという。朝外出する前に洋服着るのも回数−数字が気になり繰り返す。②オウム真理教事件……教祖の顔が浮かぶと，他の人の名前と顔を浮かばして消そうとする。消えないと次々に別人で打ち消そうと繰り返す。③首が凝ったと感じた時，首を回し続ける。回数と数字で，2〜3時間続く。家では数字と首回しで1日終わってしまう。フルボキサミン200mg，ロラゼパム1.5mg服用していた。不安階層表を作り，行動療法的な治療を提案する。

　治療1カ月目：不安階層表作るが，実行できない。セルフモニターも記載できない。首ばかり動かし止まらない。表情乏しく常同的な繰り返し行動をみているとやはり統合失調症かと疑い，クエチアピン25〜100mg追加して経過みる。

　治療3カ月目：クエチアピンは眠気強く効果乏しく中止。受診し椅子に座るのに何回も繰り返し座れない。首動かしと足踏み──数字：56だけでなく，56で終わろうとしてもまだ終わらないと62，72，94，これで駄目なら1から数え直して終わらない。首の凝った感じ──数回で終わらないと悪循環で止まらない。アリピプラゾール（AP）3mg併用する。2週間で劇的に改善し，スムーズに椅子に座り，落ち着いて話すのに驚かされた。

　治療4カ月目：全体的にこだわり少なくなり流せる。入浴時間（以前3〜4時間，今30分〜1時間），トイレ紙使用量（以前1回にロール1個，今は8分の1）少なくなったがまだ長いので訓練したいと意欲的になる。仕事が決まり働けるようになる。

　小括：フルボキサミンに少量のAPを併用することで劇的に改善される事例がある。症例F：人に危害を加えたのではないかと不安で何回も確認するため現場の仕事ばかりでなく日常生活も困難になる。車の運転が全くできないばかりでなく，歩いていても人に触れたためその人が倒れて事故になったのではないかと，確認に戻る状態にまでなり受診する。フルボキサミン200mg

で行動療法・森田療法併用し日常生活で50％程度の不安は対応できるようになったが，それ以上改善困難なためAP3mg併用する。劇的に改善し復職し現在治療終了し元気に働いている。症例N：確認強迫行為激しく休職し，フルボキサミンにAP3mg併用し劇的に改善した。

II　行動の構造と神経回路

1. 不安・強迫神経回路

　心と脳・物質は，心としての身体を媒体にして統合されるとみるべきである。身体こそ心になったり物になったりする両義的身体であり，心は身体の意味である。これまでも強調してきたが，この生身の身体論を展開したMerleau-Pontyの行動の構造論[5]をベースに考えると，物理的・物質的構造，生理的・生命的構造，精神的・心的構造は，それぞれの下部構造の弁証法的な新たな構造化，新たな意味・秩序の捉えなおしであり，上部の心的構造と下部の生理的，物理的構造は相互に基づけられる反面，上部構造は，下部構造から解放される二面的構造である。このような視点で捉えると精神療法と薬物療法を統合的に把握できて理解しやすい。計測機器の進歩によって，リアルタイムに脳の機能構造的変化を捉え解析が可能になってきた。行動の構造とその神経基盤については第9章から第12章にかけて述べてきたので，その要点を再度ふれておきたい。

(1) SADの人が人前で話す時，強い不安と身体反応（動悸，発汗，ふるえ等）を示す。この時，健常者に比較して，右扁桃体の血流が過剰に増加する。これに対して，SSRIによる薬物療法や認知行動療法（CBT）で症状改善すると，扁桃体の血流の異常な増加は改善される。さらに，完全寛解すると認知に関する前部帯状回の血流が増加する。前頭前野（背外側前頭前野：DLPFC）や線条体の関与も指摘されており，SSRIによる治療で，これらの部位の活動が正常化するといわれている[7, 8]。他方，全般性不安障害（GAD）の人では，SSRIやCBTで症状が改善されると，扁桃体の活動低下と前頭前野（特に腹外側前頭前野：VLPFC）の活動亢進が示されている。

(2) 脳は，ゲシュタルト的「図」と「地」のダイナミックな活動である。ある部位のみではなく，神経回路がどのような動きをするか調べることが重要である。強迫障害の患者の「視床－前頭前野（前頭眼窩野：OPC）－尾状核」の血流増加は強い相関を示し，SSRIによる薬物療法あるいは認知行動療法で症状が改善すると，この相関がなくなる。すなわち，「視床－前頭前野（OPC）－尾状核」神経回路の強迫ループは，強く結合（coupling）しているが，薬でもCBTでも症状が改善するとこの強迫ループは破壊（break）されることが明らかになった。

(3) マインドフルネス・ストレス低減法（MBSR）によって，腹外側前頭前野（VLPFC）の機能亢進とVLPFC－扁桃体の連結強化が生じ，不安を軽減し情動を調整していることが報告されている[2]。MBSRは，SADの人の自動思考や自己参照（関連づけ）思考・自己概念に関与するデフォルトモード神経回路（DMN）の中核領域である内側ネットワークに影響を及ぼし不適応的自己評価を特異的に低下させる。否定的自己評価を繰り返す自己言及反芻思考が減少し，肯定的自己評価は増える[4]。「今，ここ」の瞬間に判断せず注意を向け実践するマインドフルネス瞑想法や森田療法の作業は，DMNに強く影響を及ぼしていると考えられる。Siegelは，「注意の転換は，神経回路のネットワークをつなぎなおすメスを手にいれるようなものだ」と述べ，脳に関する心理教育を行っている。客観的データーの提示は説得力があり，治療の動機づけになる（第7章，第12章参照）。

(4) 神経回路の機能的結合についての考え方は，「同時に発火する神経細胞群は，ひとまとまりに結びつく，この結合した神経回路が確立すると活性化しやすくなるが，刺激が入らないと結合は消滅する」というHebbの法則によっている。しかも，シナプス結合の強さは，シナプスが結合したニューロンの活性化レベルに依存して強くなったり弱くなったりする。シナプスにはある閾値があり，この閾値よりシナプス後のニューロンが強く活動した場合にはシナプス結合は強くなり，その逆に，閾値よりも弱い活動の時には結合は弱くなる。しかも，この閾値は，ニューロンの活動強度の二乗に比例する（BCM理論仮説）[3]。シナプス後のニューロンが絶えず強く活動していると，閾値はどんどん上昇し続けるので，シナプスの結合強度は逆に弱くなる。GADの

終章 薬物療法と精神療法の意味　199

人は，不安統制神経回路のシナプス結合が弱体化し，不安を抱える力も弱体化している[2]。強迫行為で一過性に不安の解消を繰り返していると，一種のキンドリング現象のように過感作状態となり，強迫神経回路ループのシナプス結合が強化され，強迫行為も増悪してゆく状態になるようである。SSRIの効果のある患者では，これらの神経回路のシナプス結合が修復され，「とらわれ」「こだわり」が軽くなり，行動しやすくなり，流せるようになるといえる。難治性強迫行為にはSSRIに少量の非定型抗精神病薬特にエビリファイを併用すると劇的に改善する例がある。確認，汚染，溜め込みなど強迫行為の各亜型にはそれぞれ特有の神経回路の障害が示唆されている[6]。特に確認強迫行為にはセロトニン系のみでなくドパミン系も関与しているようである。これらの薬物は「とらわれ」をやわらげ，硬直化した行動を改善し，「今，ここ」の瞬間に生きる力を強化している。

2. 硬直した行動と柔軟な行動

　脳波にしても脈波にしても筋肉にしても生体のリズムや運動には「ゆらぎ」がある。自然界の現象は，線形系の世界のみでなく非線形系（カオス）の世界でもある。強迫行為という常同的な行為は柔軟性を失くした硬直化した行動であり，脳の神経回路も強迫ループ（皮質－線条体－視床－皮質）といわれるごとく硬直化した活動をしている。心的構造も生理的構造も硬直化していることを物語っている。SSRIや曝露技法で，この硬直化した構造を破壊すると，柔軟な行動と柔軟な神経活回路の回復を示している。脳波や脈波のカオスアトラクター（脳波や脈波のゆらぎの幾何学的構造）を調べてみると，柔軟な行動時には脳の神経回路の活動も強いカオス状態を示し柔軟な活動を示しているが，硬直化し常同的行動時には脳の神経回路の活動も弱いカオス状態を示し周期振動的な活動をしていることがわかってきた。これらの現象からも，心・行動と脳・身体の動的な相関が見えてくる。薬物療法における薬という物質は，脳でどのように作用しているかのみでなく，生活する上でどのような意味を持つのか検討してみているのが臨床医である。副作用が強ければ意味はないのである。副作用がなく効果があれば，薬物は，脳の不安制御神経回路の連結を強化したり，自己概念神経回路を修飾したり，強迫神経

回路ループを破壊したりして神経回路を柔軟にすることで，硬直化した思考・感情・行動から柔軟な思考・感情・行動に変化させ適応力を高める意味を持つと云えるようだ（実際の資料は第9章参照）。

3．SSRIあるいは少量のAP併用で劇的に改善した症例について
——神経回路の柔軟性

ここで示した症例のごとく薬物で症状が劇的に改善すると，精神療法への関心が薄れ，不安，恐怖への具体的な対処法が身につけがたく，長期にわたって服薬を続ける羽目に落ちいってしまうのではないかと危惧される。しかし，長期に服用した例は少ない。薬で劇的に症状が改善されると，職場，家庭生活での適応が良くなり，「とらわれ」「執着」が薄らぎ，気分転換，考え方や行動の転換がうまくなり，心も脳も柔軟性が高まる。不安・恐怖を相手にせず，不安のまま目的ある行動に踏み込んでゆくことは，不安・強迫神経回路や自己概念神経回路の活動を調整し，目的ある行動の神経回路を活性化することでもある。SSRIを減量していっても悪化することなく，森田療法の感情の法則と気分本位から目的本位の生活の実践を促す程度の精神療法で問題なく治療は終了する。神経回路結合の柔軟性（Hebbの法則）を示している。抗不安薬の頓用で症状が改善される例もあるが，抗不安薬の長期にわたる頓用は，即物的に安易に不安を解消するため，不安を抱えきれず耐性が低くなり薬依存的にするので避けるべきだろうが，現実は少量頓用している人も少なくない。しかし，不安のない人はいないし，緊張しない人もいない。薬物の効果があっても，不安の対処法を学び不安を抱える力を育てる精神療法は不可欠である。精神療法は下部構造へ働きかけ，脳の神経回路活動の柔軟性を高めているのである。

Ⅲ　統合失調症の薬物療法と精神療法

自己と他者との関係性の基盤としての脳内ミラー神経回路は，生得的な自他共通のものであり，Merleau-Pontyの無人称の「ひと」の間身体性のものである。自他の身体の相互シンクロニー（新生児の共鳴動作，成人の会話の際，

お互い鏡の関係で身体を動かしている現象など）は，自他癒合ミラー神経回路を介して間身体的に他者を知覚し，自己に内在する他者の可逆性で直接他者を体験し暗黙に了解している現象である。身体を介した間身体レベルから言語を介した推論，理解，共感による間主観レベルのコミュニケーションへ発展してゆくといえる。治療関係に重要な共感，了解のベースである。統合失調症者のコミュニケーション障害を改善するには，まず抗精神病薬による治療は不可欠であるが，薬物療法のみで治療が完結するわけではない。治療者のみでなく，むしろ母親や配偶者のほど良い伴侶的かかわりがいかに重要か症例を示したい。

1. 母親の自我保護機能

被害妄想，視線恐怖で登校を拒否し部屋に閉じこもり自閉的になったSは，思春期病棟に入院した。厳しく介入する父親とは対照的に，情緒豊かで母性性の強い母親が一泊して過ごすと，表情も自然で他患の中にも参加できるようになった。しかし，新学期で退院する人が多くなった頃，「あてつけに音をわざと高く出す」と関係被害妄想が出現し，外泊希望したが1週間外泊延期になると「限界だ，もう待てない」と部屋に閉じこもり，「人の視線が身体に突き刺さる」と身体境界を越えて他者が侵入してくる異常体験が出現した。外泊が決まり母親が来るとニッコリ笑い，この異常体験は消失した。家では「お兄ちゃんだけのお母さんじゃないよ」と妹が反発するほど独占していた。楽しかったと帰院し，表情柔らかく他患と楽しく過ごしていた。この現象は，抗精神病薬での自他分離・自我機能神経回路の不安定さを母親が補完し，いかに自我保護的に働いているか如実に示している（第11章：「2. 二重身体」参照）。

2. 良き伴侶を得て思考伝播が消失した人

Oは，大学院を卒業し大手企業に就職。盗聴されているなど関係被害妄想，思考伝播で発病。Aクリニック受診，抗精神病薬を服用し異常体験は改善されたが，治療中断し再発し母親が薬をもらいにきていた。服用させていたがあまり服用せず悪化し休職，主治医と合わないため，2年後当院を受診して

きた。抗精神病薬の服薬は必要と話し，継続的に服用，軽快したので半年で復職した。しかし，自分の考えが伝わっている，頭の中で声が聞こえる，特に帰りの電車の中で自分の悪口を云われているなど，疲れた時出てくるという。病識はみられ，異常体験に振り回されることはなく，職場でも異常体験が出没する時は，空室で1人昼休みゆっくり休息するとよいと対処法を自分なりに身につけていった。5年後，いい出会いで結婚，明るく気さくなパティシエ職人で，お互いの仕事を尊重した，つかずはなれずの良い関係である。結婚して異常体験はすっかり消失し，明るくなり前向きに仕事している。抗精神病薬は減量して少量服用している。

3. 結婚して安定し定年まで勤め上げた人

　Bは，高校時代いじめられ被害関係妄想を発病，A精神科病院に1年間入院治療で寛解し，職業訓練を受けて整備，溶接の資格をとり大手工場に整備工として就職した。職場のいじめが続き，数年後再発しB精神科病院に入院，その後デイケアに通所し2年後復職した。その後も関係被害妄想が出没したり，同僚とトラブルを起こしたりしたが，通所していた病院のスタッフと家族の介入，支援で何とか仕事を続けていた。いろいろな出会いがあり，結婚した。その後，安定するようになった。40歳，生活上の悩みから気がめいるようになり，3カ月間休職しデイケア通所することがあったが短期間で復職した。復職して仕事を続けていたが，対人緊張がどうしても気になると森田療法を希望して，紹介されて当院受診してきた。経過を見ると，統合失調水準から抑うつ水準を経て神経症水準に軽快していた。

　主な訴えは，「仕事していて緊張している自分が見られているようでますます気になる」「仲間と飲んでいて，Yさんがからんできて洋服のポケットを引き裂いた，この仲間のYさんが家まで来て意地悪するのではないかと気になり，頭から離れない。押しかけてくると思うのは馬鹿げているとは思うのですが」で，対人緊張，顔のこわばりと被害念慮が続いていた。入院時の関係被害妄想への病識はみられた。森田療法の本を読むと楽になるので森田療法を希望する。積極的には介入せず，本人のペースですすめていった。2年後には，仕事に集中している時や，ボランティアグループに参加し活動してい

る時は，対人緊張やYさんのことは忘れているという。忘れよう忘れようと
しなくなって，かえって事前に流せるようになったという。馬鹿にされると
か，嫌がらせされるとかあるが，こだわらず流せるようになって自信がつい
たと職員旅行にも楽しく参加した。定年まで勤めあげた。

IV　自己と他者：間身体性と neural "who system" について

　自己と他者との関係性について根源的な問題を提示している統合失調症に
関して，神経現象学的立場である Gallagher は，体験は単なる認知ではなく情
動的な身体化されたものであり（emotional and embodied），基本的な身体的
自己感を身体保持感（sense of ownership）と身体主体感（sense of agency）
に区別して論じている[1]。統合失調症者は，運動と思考の所有者（owner）
として彼自身を体験しているが，運動と思考の行為者（agency）として体験
していない。他者の態度，感情・思考を共知覚する自己と他者との重複・共
有の表象が神経過程に存在するが，この neural "who system" が障害される
と，身体主体感・自己性（ipseity）が阻害され他者性（alterity）が生じ，彼
の運動，思考を他者の体験とするであろうと指摘している。慢性の幻聴の自
己対処法として「活動する，姿勢を変える」など身体主体的な行動をとると
軽快することは興味深い（第11章参照）。
　抗精神病薬は，主に中脳－大脳皮質ドパミン神経系に作用し，セロトニン
系や興奮性アミノ酸系（特にクロザピン）も関与して前頭前野（PFC）の機
能不全を改善し，この neural "who system" の安定化（右下頭頂葉，側頭・
頭頂接合部TPJと前部島皮質の関与，最近は，自己参照と他者参照に共通す
る神経基盤として PFC－楔前部－TPJ－側頭極の evaluation network 仮説が
ある）で異常体験が改善されるとともにコミュニケーションも改善され，治
療関係の中で病識（自己視点と他者視点の変換領域：右・左TPJ）という客
観性も生まれてくるのではないかと思われる。しかし，抗精神病薬のみでは
対応しきれない。この neural "who system" は，心理的，身体的な影響を受
け，不安や疲れなどで症状は再燃，増悪する。自己組織化し統合する力が脆
弱で不安定なため，自己の根底にある他者性が露呈してくる。これを補完し

ともに歩む自我保護作用としての伴侶的かかわりの重要性について症例を示した。

おわりに——神経現象学的アプローチへ

　病態や自己と他者に関する認知神経科学の知見はまだ断片的であるが，身体論をベースにした神経現象学的な考え方が，薬物療法と精神療法を統合してゆく過程でますます重要になってくると考えられる。意識の志向性は運動・知覚に支えられ，意味の把握は身体によって行われてそれが意識に表出されるといえる（第9章参照）。このMerleau-Pontyの身体論をベースにした神経現象学を提唱したVarelaは，「現在意識」について次のような「現在意識の三相構造」として提示している [10, 11]。①相互結合する神経の時間的共振によって創発されるとされる神経細胞アセンブリ（セル・アセンブリ＝神経集合体，共時的カップリング）と，②これに対応する約0.5秒を同期とする30〜80Hzの高低の電気波形，そして，③意識による認知的現在という，0.5秒を単位として相互に対応し，同時に生起する三相構造である。この①と②の対応関係は，多賀の研究による「非線形振動子の引き込み現象」と「非線形振動子結合」と密接に関連している（注9-2参照）[9, 11]。それぞれ複雑なダイナミックスを持つ脳神経系，身体，環境は情報の引き込み現象によって強く相互作用し，その結果として，安定で柔軟な運動が自己組織的に創発することを示した。これは，脳と環境が強く結合した状態であり，この考え方は，MaturanaとVarelaの「オートポイエーシス論」の「構造的カップリング」に近いものかもしれないと述べている [9]。これらの知見から，トップダウンの言語・認知レベルの間主観的な精神療法と知覚・身体感覚レベルの間身体的な精神療法とボトムアップの薬物療法は，お互い情報の引っ込み現象によって強く相互作用し，柔軟な行動と認知的意味が自己組織的に創発されるとみるべきである。しかし，自己組織化が脆弱な統合失調症では，長期にわたる服薬による自我強化と社会的支援スタッフも含めた伴侶的かかわりによる自我保護作用が必要になる。今後，認知神経科学がさらに発展してゆくと，弁証法的考え方での「心と脳」を媒体とする身体を介した神経現象学（neurophenomenology）をベースにし

た病態と治療の意味の解明はさらに進んでゆくであろう。

文献

[1] Gallagher S: Neurocognitive model of schizophrenia; A neurophenomenological critique. Psychopathology, 37; 8-19, 2004.

[2] Hölzel BK, Hoge EA, Greve DN et al.：Neural mechanisms of symptom improvements in generalized anxiety disorder following mindfulness training. NeuroImage: Clinical, 2; 448-458, 2013.

[3] 乾敏郎：脳科学からみた子どもの心の育ち．ミネルヴァ書房，2013．

[4] Marchand WR: Neuronal mechanisms of mindfulness and meditation: Evidence from neuroimaging studies. World J Radol, 28; 471-479, 2014.

[5] Merleau-Ponty M: La Structure du Commportment. Presses Universitaires de France, 1942.（滝浦静雄，木田元訳）行動の構造．273-302，みすず書房，1964．

[6] 中尾智博：OCD の生物学的病態からみた難治性．精神経誌，115；981-989，2013．

[7] 塩入俊樹：不安障害の病態について．精神経誌，112；796-805，2010．

[8] Stein DJ: Cognitive-Affective Neuroscience of Depression and Anxiety Disorders. Martin Dunitz Ltd, 2003.（田島治，荒井まゆみ訳）不安とうつの脳と心のメカニズム．星和書店，2007．

[9] 多賀源太郎：脳と身体の動的モデル──運動・知覚の非線形力学と発達．金子書房，2002．

[10] Varela F: 現在－時間意識．特集オートポイエーシスの源流．現代思想，176，2001．

[11] 山口一郎：感覚の記憶──発生的神経現象学研究の試み．知泉書館，2011．

［注］

第11章：［注1］〜［注8］

［注1］間身体性の次元：自他癒合ミラー神経回路 [5]

①運動模倣（運動・行為認識），行為文脈：ミラーニューロン・ネットワーク：運動前野腹側部（下前頭回，ブローカ野），頭頂連合野，上側頭溝後部（superior temporal sulcus:pSTS）など。

②共感（感覚・情動の理解）：情動共感，さらに認知的共感にも関与：大脳辺縁系（扁桃体），視床下部，体性感覚皮質・島，腹内側前頭前野（VMPFC）の情動回路

［注2］間主観性の次元：自他分離メンタライジング神経回路 [5, 27]

抽象的な心理内容（知識，信念，思考内容など）の処理，他者の意図理解などの内省的推論プロセス，自他区別：メンタライジング（心像化）・ネットワーク：背内側前頭前野（DMPFC），前部帯状回，側頭・頭頂接合部（TPJ），海馬体，頭頂葉内側部領域など。自他癒合ミラー神経回路とは拮抗的に作用する。

［注3］間主観性の次元：基本的自己デフォルトモード神経回路 [5, 6, 14, 21, 40]

基本的自己意識：デフォルトモード（通常・安静時：課題設定時でなく基本設定時）・ネットワーク：内側前頭前野，前部帯状回，頭頂葉内側部領域（後部帯状回／楔前部），下部頭頂葉，海馬体，外側側頭葉など。内的思考に関与し，注意が特定の対象に向けられると活動は抑制される。中核領域（内側前頭葉，内側頭頂葉，内側側頭葉の内側ネットワーク）は，自伝的記憶，自己概念，自己投影機能にも関与し，メンタライジング・ネットワークとかなり重複している。課題実行の実行系ネットワーク（背外側前頭前野（DLPFC），頭頂間溝，下部側頭葉，下部外有線皮質）とは拮抗的に作用する。

図1　皮質正中内側部構造（Cortical Midline Structure: CMS）

［注4］セルフモニタリング（内部モデル） [1, 15, 27]

自己と他者の区別は，実際の入力と内部モデル（知覚・体験・知識）による予測を比較し（予測／比較），予測と実際の入力が一致すればそれまでの行動を続行する（自己に所属），予測と実際の入力が不一致（ズレ）の時，「他者」として身体や周囲に注意を向け，不一致の原因を探索（行動）し，理解（内部モデル改変）する。「自己・他者」区別の情報処理様式・構造は「予測／比較－行動／改変」ループといわれている。この構造は，共鳴身体，二重身体，自己愛身体，規範身

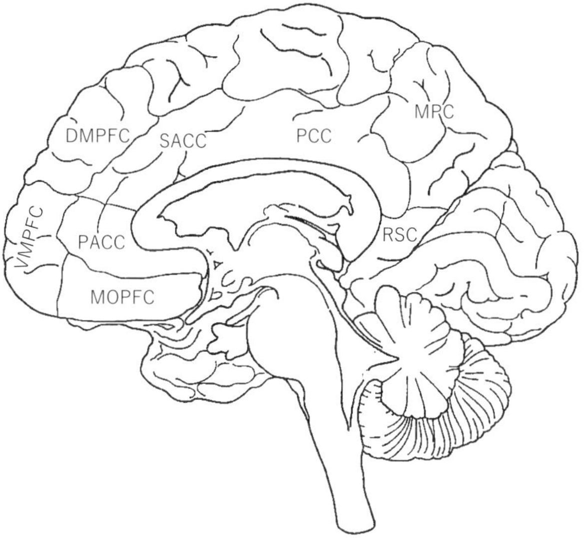

図1　皮質正中内側部構造（Cortical Midline Structure: CMS）

CMSはデフォルトモード神経回路（DMN）の中核回路（内側ネットワーク）である。
DMPFC：背内側前頭前野，VNPFC：腹内側前頭前野，SACC：上前部帯状回，PACC：傍前部帯状回，MOPFC：内側眼窩前頭前野，PCC：後部帯状回，MPC：内側頭頂葉皮質（楔前部：precuneus），RSC：脳梁膨大後部皮質（大東祥孝：〈神経心理学コレクション〉精神医学再考．医学書院，2011より引用）

体から抽象身体レベルへと心としての身体の発達とともに重層的に形成され，「自」と「他」のゲシュタルト的変換構造をベースにもっていると考えられる。下前頭回－頭頂回路，TPJ－前頭前野回路が関与し，これらの回路は，自他癒合ミラー神経回路と自他分離メンタライジング神経回路と重複している。幻聴，妄想や作為体験の説明に，この内部モデルの障害が検討されている。

［注5］自己身体と他者身体[30]

　視覚刺激→後頭葉→高次視覚野の中で下頭頂葉に近い部位のEBA（extrastriate body area：有線外身体領域）に入力され身体部位と同定される。他方，体性感覚野などからの内在性感覚情報および運動由来の運動情報（遠心性コピー）→頭頂葉（ないしEBA）→頭頂葉領域特に上頭頂葉で主に時間的整合性をベースに情報の統合・マッチング→視覚的身体を自己身体と認知→身体保持感をもつ。時間不

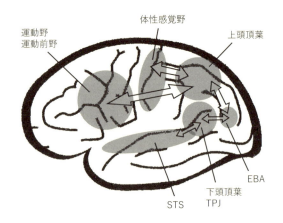

図2 身体処理の脳内ネットワークモデル（嶋田総太郎：自己身体はどのように脳内で表現されているのか？．（子安増生，大平秀樹編）ミラーニューロンと〈心の理論〉．pp.21-57，新曜社，2011 より引用）身体保持感は上頭頂葉，身体主体感は右下頭頂葉の活動と関連している。視覚野には，一次視覚野のstriate cortex（有線野，17野），二次視覚野のparastriate cortex（傍有線野，18野），peristriate cortex（有線周囲野，19野）がある。EBA (extra striate body area, 有線外身体領域) は，視覚入力のうち身体に特異的に反応し，下頭頂葉に近い19野に存在する。TPJ：temporal parietal junction：側頭・頭頂接合部，STS：superior temporal sulicus：上側頭溝

整合性（ズレ）の場合→視覚的身体→下頭頂葉（ないしSTS）で諸感覚の矛盾検出，非自己感→他者身体を認知。

図2 身体処理の脳内ネットワークモデル[30]

[注6] ラバーハンド錯覚

ゴムの偽物の手（ラバーハンド）を机の上に置き，自分の手を横（衝立を置く）か机の下など直接見えない位置におく。その状態で他の人にラバーハンドと自分の手を同時に撫でてもらう。これをくり返すと，ラバーハンドが突然自分の手のように感じる。この時，運動前野と頭頂葉が活動しており，身体保持感との関連が指摘されている[27]。触覚，体性感覚，視覚の時間的整合性が重要で，両方を撫でるリズムをずらしたり，ラバーハンドを自分の手と違う方向に置いたり「ズレ」が生じると錯覚は消える。

[注7] 「身」の構造：多次元的重層構造[8]

多次元的ネットワーク型システム：①果実の「実：み」：身も同根で，中身の詰まったもの，②生命のない肉：「切り身」，③生命のある肉体：「身節が痛む」，④生きているからだ全体：「身もちになり，身二つになる」，⑤からだのあり方：「半

身にかまえる」，⑥身につけるもの着物：「身丈」「身ごろ」「身ぐるみ」，⑦生命：「身あってのこと」，⑧社会的生活存在：「身売り」，⑨身づから（自ら）：「身がまま」，⑩人称的位置：「身ども」，⑪社会的自己：「身内」，⑫社会的地位，役割：「身のほど」，「身をたてる」⑬身＝心：「身にしみる」「身をこがす」，⑭全体的存在：「身をもって知る」

　非ハイアラーキー型システム：「傷口に薬が身にしみる」生理的レベルから「人の情が身にしみる」と心のレベルへ，「世間の冷たい風が身にしみる」と社会的レベルになる。
「栄養が身につく」生理的身体だが，「教養が身につく」と文化的身体となる。

　さらに，「人の身になる」をいうごとく，他者との構造的同一化の同調がある。同調的共感（身体図式・筋肉的同調，イメージ的同調，概念的同調）と応答的同調（役割）によって，他者との関係，共同行動に広がる。身は，道具，言語，制度などの仲立ち，媒介によって，内面的にも外面的にも皮膚の限界を超えて超（抽象）身体へ拡大される。

[注8] 記憶と神経基盤 [4, 9, 18, 28, 31, 32, 38]

　「同時に発火する神経細胞群は，ひとまとまりに結びつく」，この連結した神経回路が確立すると活性化しやすくなる（Hebbのルール）。さらに，継続的な発火は，神経細胞内遺伝子の発現，たんぱく質の生成，シナプス結合の新生と強化を促進し，脳の構造の変化をもたらす。短期記憶と長期記憶の神経基盤と考えられている。さらに，幼児期の経験や長期記憶において，神経細胞の核の中で起きる遺伝子発現の活性化・不活性化を長期にわたって調整するというエピジェネティクス（DNAのメチル化，ヒストンの修飾）が注目されている。一卵性双生児でも発達とともに，さらに，別々の環境で生活するとエピゲノムの違いが増加することが報告されている。精神障害の遺伝子発現に環境因子の関与を示唆している。また，動物実験で，幼少時に育児無視される強いストレスを受けると，成熟後のストレス対処もうまくゆかない可能性の背景因子としても考えられている。

第12章：[注9] ～ [注11]

[注9] 身体技法の神経回路基盤

1. ボディースキーマとボディーイメージ

　ボディーマップ（ペンフィールドのホムンクルス，小人など）には2つの性質がある。1つは，ボディースキーマ（身体図式）と呼ばれ，それらのマップによって構築された，身体で感じ取った感覚的経験であり，生理的構成概念である。も

う1つは，これとは対照的なボディーイメージであり，自分の身体について学習した意識的に知覚したものであり，思い込みも組み込まれている[1]。心理的構成概念で抽象化されたものである。ボディーイメージの修正，客観視には，ボディースキーマの修正による自然な身体感覚の回復が必要になる。このためには，自然な身体感覚を徹底的に感じることが不可欠になる。その技法が「今，ここ」の瞬間を感じ取る「気づきの瞑想法」である。

　複雑なスキルをマスターしてゆくのに必要な運動プログラムは，最初は，前頭葉皮質の補足運動野など高次運動野で処理していたのが，マスターしてゆくと皮質の階層を下がって主に運動前野で処理できるようになり，熟練してくるとさらに低次元の一次運動野で処理できるようになる。彼という存在の一部になってしまう。運動イメージ・トレーニングも同様の効果をもっている。練習を繰り返すと動作は自動化され，直接実行可能な手続き記憶に変換されるので，動作システムと認知システムは協調的に機能している。動作系神経回路と認知（意味理解）の言語系ミラー神経回路はシンクロニーしている可能性がある[10]。記憶システムを連続体（手続き記憶，知覚表象，意味記憶，短期記憶，エピソード記憶各システム）とする考えは，身体図式と認知（表象）を結びつける重要な視点とされている[9]。

2. アフォーダンスとボディーマップ

　動物や人間は，環境を客観的に定義された形状と量ではなく，行動の可能性という観点から見ている（Gibson, J.）。自分のそれとどのような形で相互に作用しあえるかという面からとらえている。見ているのはアフォーダンス（利用可能にする，アフォードからの造語）である。人間の身体が利用できる様々な可能性を"見て取る"のである。高次のボディーマップと空間マップによって前意識レベルで自動的に知覚されるボディーマップによるものである。このボディーマップ・ボディースキーマを修正し記憶・認知システムを修正するのがボトムアップの身体技法である。不確定な柔軟な行動は，経験によって学習されたものを基本にしていると考えられるが，他方，環境の変化はそれに応じた行動の変化を引き起こすというアフォーダンスの考えがある。脳神経系（神経細胞が非線形振動子・神経振動子となって，動作のリズムに対応して同期活動する），身体，環境がそれぞれ複雑なダイナミック性をもち，それらの間の相互作用から環境の変動に安定した柔軟な運動が，いわばカオス的な中から自己組織的に生成されることが報告されている[36]。非共鳴の共鳴の雰囲気の「気」も，このような脳神経系，身体，環境の相互作用から生起してくるものであろう。カオス（無・秩序）とコスモス（有・秩序）の弁証法的運動が，脳神経系，身体，環境の相互作用の中でたえず展

開されているとみるべきであろう[48]。身体を弛めて，あるがままに環境と相互作
用できる柔軟な脳と身体が柔軟な心に重要である。

［注10］マインドフルネス瞑想法と神経基盤

　マインドフルネス・ストレス低減法（Mindfulness Based Stress Reduction：
MBSR）とマインドフルネス認知療法（Mindfulness based Cognitive Therapy：
MBCT）の効果に関する脳神経科学的データーが精力的に報告されてきた。最近
そのレヴューが報告されている。

　Chiesa らの総説によると[3]，短期訓練は，認知療法の認知の再評価による変化
と同様に，前頭前野（PFC）を活性化させ情動を生み出す辺縁系，特に扁桃体の
活性を抑制する "top-down" の情動統制機構が働いている。しかし，長期訓練で
は，①デフォルトモードネットワーク（DMN）に関連した内側皮質ネットワーク
の活性化を弱め脱活性化させる（自己参照・関連づけ，自己言及及び反芻過程を低下
させることを反映している）。②島（insula）のような「身体的気づき」に関する
領域を活性化する。③ "top-down" の情動統制を特徴づけるPFC領域の活性化な
くして辺縁系の活性化を低下させる "bottom-up" 情動統制機構が働く特徴を持っ
ている。これらの現象から，top-down 情動統制から bottom-up 情動統制へシフト
してゆくことを示唆している。この際，右VMPFC-Insula結合から右LPFC-Insula
結合へシフトする（右VMPFC：高次の自己参照，時間的広がりのある自己意識，
右LPFC：瞬間的自己参照，今，ここの意識に関与）。両情動統制機構は，相乗的
にプラスに働くとも考えられる。他方，Marchand も[17]，マインドフルネスに最
も関与する領域として，内側皮質ネットワーク（cortical midline structure（CMS）：
前部帯状回（ACC）を含む内側前頭領域と後部帯状回（PCC）・楔前部を含む内
側後部領域で，DMNの中核領域）と島と扁桃体の機能改善と海馬の構造的変化
を指摘している。気分変調症の否定的感情や思考の改善，思いやりや共感の活性
化，不安耐性の強化にCMSの脱活性化と外側前頭前野（LPFC）－島の活性化な
ど上述領域の機能改善が関与している[6]。

［注11］Eネット（Evaluation network）[28, 57]：自己参照と他者参照に共通する神
経基盤：MPFC－楔前部－側頭・頭頂接合部（TPJ）－側頭極。

　自己，安静状態，心の論理，記憶再生や推論のすべてに共通しているという
仮説。

1. 身体的自己：視覚的レベルでの顔情報の検出を行う紡錘状回，自己に関する情
　報に対する参照的な処理を行う楔前部，自己と他者を区別する中・下前頭回と
　3段階の情報プロセスからなる仮説が提唱されている。後頭葉，視覚野の一部
　であるEBA（extrastriate body area：有線外身体領域）が自己の身体部位の認

識に対して活動する理由としてEBAの中に，自己と他者の身体部位に対して選択的に活動する神経細胞の小集団が存在するためと考えられている。

2. 心的自己：心的自己に関連した情報を処理するために特に重要な役割を果たしている脳領域としてMPFCに限らず大脳皮質正中内側部（CMS：DMPFC：自己評価，OMPFC：自己参照課題，表象，ACC：モニタリング，PCC－楔前部：自己の統合に関与）の諸領域も心的自己に関する情報のみに対する評価や統合というよりも，様々な情報に対する処理を行っている。これらは，DMNの中核領域の内側ネットワークでもある。

3. 心の論理と神経回路：心の論理と自己は，Eネットワークという完全に共通した神経基盤を利用しているという見方もあるが，完全に同一でないという見方もある。一人称視点（自己視点）には左TPJを含む左下頭頂小葉－左体性感覚野－左前島－VMPFC（自他癒合ミラー神経回路系）が関与し，三人称視点（第三者視点）には右TPJ－前頭極（DMPFCに属す）の関与（自他分離メンタライジング神経回路系）が指摘され，心の論理にとって重要なのはDMPFCであるという考えがある[10]。他方，MPFCに属するACCとTPJは，一人称視点，三人称視点共に活性化され両視点に差はなく，一人称視点には右DLPFC－尾状核，三人称視点には左DLPFC－右DLPFCが関与し，心の論理に重要なのは左DLPFC，自己にとって重要なのは右DLPFCという仮説もある[28]。

あとがき

　私が精神科医になったのは，1990年である。医学部生時代は，医学はそっちのけでロックバンドを組み作詞・作曲に熱中し，ミュージシャンになることを夢見ていた。その頃に多くの心病めるバンドマンや思春期の子と出会い，この体験が後に思春期青年期専門の精神科医へと私をいざなったと思う。九州大学病院精神科に入局し，福岡でバンド活動のかたわら精神科医をしようと思い描いていたが，そのことを見透かされ，1年目は佐賀の片田舎にある国立肥前療養所（現肥前医療センター）での研修を命じられ，敷地内の官舎暮らしとなった。現在のように携帯電話もなく，娯楽施設もない，まさに陸の孤島であった。朝から晩まで精神科漬けの生活となった。その間にバンドメンバーの大半が上京してしまい，音楽の道は断たれた。当時，精神医学は非定型抗精神病薬が開発され始め，慢性精神病に回復の希望が持たれており，脳神経科学もめざましく進歩していた。さらに診断基準としてアメリカ由来の操作的診断法のDSM-Ⅲが広まりつつあった。大学病院で研修をしていた同期たちは，DSM-Ⅲに基づき診断を行いプロトコールにそった最新の治療を学び，合理的かつ効率よく治療を進めており，また最新の治療薬の知識を身につけていた。とてもまばゆく見え，学生時代の怠学のツケが回ってきたと落ち込んだ。反面，精神医学の教科書的な知識すらない自覚はあり，純白であり必死であった。

　国立肥前療養所では，内村英幸所長の方針にて午前は新規患者の問診の練習，午後は慢性の統合失調症の患者の傍に黙って座る練習を指導され，夜は先輩医師と食事をともにしながら薬物療法や精神療法の勉強をした。大学の同期からは牧歌的で時代遅れだと揶揄されたが，純白であるがゆえにすんなりと所長方針に従っていた。患者の治療は，慢性の統合失調症が中心であり投薬変更はできず，もっぱら決めた時間に患者の傍に行き，一定の時間を沈黙でともに過ごすことを続けた。ある日看護師から，患者が私の不在日に今

日は主治医は来ないのかと尋ねると聞かされ，また私の「かかわり」で患者が柔らかくなったと言われた。診察では相変わらず沈黙が続いており，そのような変化は感じとれなかったが，患者の傍で過ごす苦痛は減っていた。1年間の研修が終わり大学病院に戻ることとなり患者に別れの挨拶をした時に，初めて患者は私の顔をじっと見つめて握手を求めた。握手から力強さが伝わってきた。自ら患者と身体ごと「かかわり」，患者の生きる世界に触れていくことが，言葉を介する治療以前に基盤としてあることに気づかされた貴重な体験であった。このことはのちに先人の精神科医の書物を読む際に，彼らが感じていたであろうことを体感しながら理解することに役立った。また実証主義が席捲し，プロトコールにそった近年の精神科医療に，ほどよい距離感で「かかわる」ことを心がける現在の私の臨床での姿勢の土台を形成した。本書の共著者の内村英幸先生は，精神科医としての私の生みの親であり育ての親である。

　九州大学病院精神科では，10代の治療抵抗性と言われていた統合失調症の青年の主治医となった。大量の薬物が投与され，電気ショック療法を何度も受けており，隔離室に施錠されていた。表情は険しく，硬直した姿勢でベッドに一日中横になっていた。青年は質問に対して，支離滅裂だが小声で答えてくれた。しかし傍にいるだけで凍りついた棘を突きつけられるような痛みを感じ，とても人間とは思えず居心地が悪かった。病棟スタッフに猛反対されたが，指導医であった黒木俊秀先生（現九州大学臨床心理学教授）と相談し，電気ショック療法をやめ大量の薬物を減量した。男性看護師の協力を得て隔離室から少しずつ出して，ともに中庭に座り，ぼんやり芝生を眺めて過ごす「かかわり」を続けた。すると少しずつ暖かい雰囲気に包まれる感じがするようになった。青年が昔はプロ野球選手に憧れていたことを知り，青年との「かかわり」はキャッチボールをすることに変わった。同僚からは，遊んでばかりで仕事をサボっていると注意されたが，その通りであり気の利いた反論ができなかった。実際にカルテには青年の動きやコントロールや球の速さや重さがどうであったかばかり書いていたと思う。青年が力強いストライクを投げるようになるにつれ笑顔が増え，幻覚・妄想状態ではあったが会話が成立するようになったことが嬉しかった。青年はプロ野球観戦したいと

強く希望し，私はハラハラしながらも腹をくくり，同伴して入院後初めての院外外出をした。道中は自我漏洩感を訴えたが態度や行動は普通であり，球場では飲食しながら贔屓のチームに大声援を送った。帰路では試合の感想を嬉しそうに語り，言動はまとまっていた。それからは，青年との「かかわり」は心地よさが増し，野球談議を中心に今後の生活など現実的な話をすることが増えた。青年は病棟内の活動に参加するようになり，他患者との交流が見られるようになった。その後，まだ幻覚・妄想が十分に軽快していないと反対もあったが，通院治療にきりかえ家族に支えられながら安定した生活を送った。その頃，医局長であった松尾正先生（『沈黙と自閉』著者）から，電気ショック療法や薬物療法や対話でもなくキャッチボールが奏功した症例としてまとめてはと言われたが，未だにまとめられぬままである。ただ間身体性の「かかわり」主体であり，ノエシスは青年ではなくキャッチボールに向いており，精神療法の言語化できぬが大切で効果的な部分があると感じた印象深い症例であり，いったいそれは何であろうか，果たして方法として示すことができるのかといった課題を与えてくれた症例であった。

　その後，再び国立肥前療養所への赴任を命じられた。統合失調症の患者は減り，強迫性障害や摂食障害，境界例の患者が増えていた。社会で傷ついた心を安心感で癒し回復させる家族機能が低下し，自分自身で孤軍奮闘し，不適応的な行動パターンが形成され悪循環となっている患者たちであった。支持的精神療法だけでは太刀打ちできず，山上敏子先生から行動療法を教えていただくようになった。症状の成り立ちの行動分析から始め，医者や看護師がモデリングしながら系統的脱感作やオペラント技法などの方法で診察を行うため，診察室よりむしろ患者と病院内をうろうろしながら治療するスタイルであった。診察以外の生活場面では，受け持ち看護師が共感しつつ生活指導を行い，患者を支えていた。内村英幸所長の発案による森田的な家族的治療構造（『森田療法を超えて——神経症から境界例へ——』）の中で行動療法を行っており，私の中では当たり前の精神科治療の場となっていた。症状が軽減するにつれ，対人関係の悩み・家族内葛藤・生活技術の問題・身体感覚の問題・社会生活のあり方の問題点が前景化した。順次治療の主眼を移していき，各問題点の「どこがどうなれば生活しやすくなるか」を考え，患者の

持っているスキルや行動レパートリーを引き出し，スモールステップで目標を立て，行動療法の諸技法を用い機能的な行動を再組織化していく。症状が軽快し患者の生活の仕方が変わり，元気になることに魅せられた。さらに認知行動療法も我が国に紹介され，治療に取り入れた。摂食障害を中心に強迫性障害そして児童思春期の治療に微かな手応えを感じ，行動療法家を志すようになった。

　国立肥前療養所からいくつかの民間の精神病院を渡り歩き，思春期青年期の治療を行った。その間も山上敏子先生に行動療法を教わり続けた。各家庭にインターネットが普及し子どもも携帯電話を持つようになり，家庭も危険にさらされる場所となり，基本的な安全保障感が失われ始めた時代であった。また入院治療の効率化・短期化が推進されていた。むちゃぐい・嘔吐やリストカットを繰り返す摂食障害が増え，境界例は激しさを失い引きこもり，強迫性障害は弱力化し基盤に発達障碍が示唆される患者が増えた。悩みを抱えきれず，自身の感情に翻弄され行動化する患者の治療が中心であった。認知行動療法では，ある程度までは症状が軽減するが途中で膠着状態に陥るようになった。10代の摂食障害の女子の治療で膠着状態になった時に，自分の感情がようやく掴めるようになったが主治医も病院スタッフも自分の感情を受け入れてくれない，ただ受け入れてくれれば自分は前に進めると泣かれた。感情への身体レベルの共感・共振，そして「あるがまま」を受容する場がないと膠着状態に陥ることに気づかされた。また行動療法の研修をしていた国立肥前療養所には「あるがまま」を受容する森田的な家族的治療構造が土台にあり，一般的な精神病院の治療構造とは違うことに気づいた。治療の場の構造を変えることは困難であり，代わりに膠着状態になると，感情を扱い「あるがまま」の受容を促す森田療法的なアプローチに治療法を変えるようにした。すると治療が膠着状態から抜け出し，展開するようになった。また，縁あって森田療法家であり小説家でもある帚木蓬生先生と同じ病院で働くことができ，森田療法の実践治療を間近でみさせていただく幸運にも恵まれた。次第に症状の変化を促す行動療法と「あるがまま」の受容を促す森田療法を統合した治療法を模索するようになった。

　2003年，国立肥前療養所を定年退職された内村英幸先生が森田療法の臨床

をされていた民間病院に，おしかけて勤務させていただいた。また内村英幸先生が院長である同病院のサテライト・クリニックの福岡心身クリニックでもご一緒させていただけることになった。クリニックで森田的な治療構造を持つショートケアをスタートさせた。心が傷だらけの解離性障害の患者が増えており，むちゃぐい・嘔吐や強迫症状や自傷行為など多様な症状を併せ持っていた。また，スマートホンやゲーム漬けになり受動的であり，身体をモノとして扱い生きられる身体を感じられなくなった子や，マニュアルでしか動けないあたかも発達障碍のような子が受診するようになった。海外から，瞑想を取り入れたマインドフルネス・ストレス低減法や禅を取り入れ感情を主に扱う弁証法的行動療法，アクセプタンス・コミットメント・テラピー（ACT）などの受容と変化を統合止揚していく第三世代の認知行動療法が我が国に紹介された。それらは，1960年代に青春を送ったフラワーチルドレンが成人し治療者となり，当時の共同体での経験を心理療法として体系化したように思えて面白かった。その頃のロック音楽・文化に関心があった私にとって親和性を感じる治療法であった。また，行動療法と森田療法をうまく統合しており，時代に合わせて技法をマニュアル化している便利な方法であり，ショートケアに取り入れた。患者とともに主に弁証法的行動療法を実践し学び，同時に内村英幸先生から森田療法と弁証法的行動療法の異同の指導を受けた。弁証法的行動療法では，リネハンが苦心したが方法化できずに「徹底的受容」として説明した部分があり，そのことは森田療法の共同作業を通して指導する身体技法に方法を求めることができるのではないかと考えるようになった。ソマティック心理学やトラウマ治療のボデイ・ワークの方法を参考にして森田療法の作業を行う際のポイントを整理していき，ショートケアで作業の指導をするようにした。本を読んで森田療法を試してみたが，具体的にどうしてよいかわからないと受診された患者から，わかりやすいと好意的な反応があった。さらに弁証法的行動療法と森田的なショートケアを行うことで，身体をモノ化し受動的であった思春期青年期の子たちが能動的になり，動くことと人と直接「かかわる」ことが楽しくなったと語り，生き生きとした生活の姿勢へと変化した。患者や家族から具体的で論理的な治療方針や治療の目的や意味の説明を求められることが多くなった。どうやら良い意味で曖昧で

ある精神療法も方法・方針や意味を説明できなければならなくなった。脳科学の知見や神経現象学やオートポイエーシス理論などを参考にしながら，なんとか説明し対応している。

　最後に，最近出会った患者を簡単に紹介しておく。患者は，自分も他人も二度と傷つき傷つけたくない，いっそのこと消えてしまいたいという。また汚れたものを排除・浄化した綺麗な世界で暮らしたいと希望している。身体は汚れをもたらすものであり排除・浄化の対象であるから，身体から離れるようにしている。離れたところでは，たくさんの私がおり，少しでも汚れると排除・浄化されるために私たちは常に怯えているという。ヴァーチャル・リアリティーの世界だけが安心であり，自分の居場所なのだが，誰も理解してくれないので困る。汚れたものの排除・浄化をまわりが止めるが，意味がわからない。生活は自分なりにできているので困っていない，自分たちの基準を押し付けないでほしいという。こういった患者が増えるのであろうか。現在は，ただ黙って傍に寄り添い話を聴くことや呼吸を合わせることに始終している。

　本書は，内村英幸先生がご自身の卒業論文を書くと笑いながら提案されたことがきっかけで，まとめることとなった。最近の内村英幸先生の論文を中心に，私の論文を加えた形でまとめた。入院治療について書かれた前書『森田療法を超えて』の続編として，外来治療での『森田療法を超えて』である。福岡心身クリニックでの治療は，一読していただければおわかりになるように河村千鶴看護師の母親としての存在に支えられ成り立っている。患者だけでなく医者もスタッフも皆「甘える」ことができ，安心感で包まれる。ご本人のキャラクターもあろうが，看護師としての実践を通して，努力して身につけた方法・技術であるところが大きいと思う。本書にて是非その点について教えていただきたかったのだが，やはり言語化しにくいようであり残念である。さらに本書では，内村英幸先生のもう1つの専門分野である神経生化学や脳科学の分野が，臨床と絡めて説明されており，これからの研究のあり方を示唆する面白い内村論文が特徴である。若い読者の方に是非読んでいただきたい章である。当初は，「序に変えて」で本書の内容は示されており，「あ

とがき」は載せぬ予定であった。急遽，随筆風で構わないからと言われ，「あとがき」を書かせていただくこととなった。私の精神科医としてのあゆみのような「あとがき」となり，申し訳なく思っているが，私の執筆した章と照らし合わせて読んでいただけると少しは面白く感じていただけるのではないかと思っている。内村英幸先生には，全国各地にたくさんの優秀な息子さんたちがおられる。皆さんは共通して内村英幸先生を恩師とは呼ばず，親と呼ばれる。皆さんには申し訳なくて仕方がないが，私が一番の愚息であるがゆえに今も側で手取り足取りのご指導を受けることができていることのご理解と共著までさせていただいたことのお許しをいただければと切に思っている。

　最後に，出版にあたって，金剛出版の弓手正樹様には心より感謝申し上げます。

　2018年4月

竹田康彦

［初出一覧］

第1章 ①内村英幸：森田正馬と家族療法．家族療法研究，22；199-203，2005
と②内村英幸：森田療法と強迫障害．精神療法，35；578-583，2009の内容を
一部修正，加筆してまとめた。

第2章 松尾顕二，竹田康彦，赤司由夏，内村英幸：引きこもり事例に対する
ショートケア活動──外来森田療法的の一過程として──，日本森田療法学会
雑誌，18：161-170，2007の内容を一部修正，加筆しまとめた。

第3章 文献 [5-7] の事例をまとめた。

第4章 内村英幸，中島良：クリニックでのマインドフルネス・森田療法──直
感で行動．福岡行動医学雑誌，18；23-27，2011に文献 [12] の一部と症例を加筆
しまとめた。

第5章 内村英幸，松本茂幸：外来クリニックでの森田療法の実践──課題と展
望．精神療法，33；686-688，2007の症例に1例追加し，加筆修正しまとめた。

第6章 竹田康彦，内村英幸：二つの受容をめぐって：弁証法的行動療法の立場
から──「受容」と「変化」について──．精神療法，39；845-850，2013を
転載した。

第7章 内村英幸：マインドフルネスを実践する──弁証法的行動療法と森田療
法，精神療法，42；522-527，2016をベースに，文献 [15] の資料を追加，修正
しまとめた。

第8章 竹田康彦：森田療法と認知行動療法での若者患者の治療──身体技法を
基盤にした治療の展開──．精神科，31；516-521，2017に一部資料を追加し
転載した。

第9章 内村英幸：弁証法としての森田療法──矛盾から無へ，無から「あるが
まま」へ，精神療法．39；409-416，2013をベースに，文献 [24, 30, 31, 35] の資料を
追加，加筆した。

第10章 竹田康彦：書き下ろし

第11章 内村英幸：心としての発達的身体論と身体技法──間身体性から間主観
性へ──，その1．発達的身体論の概要と神経基盤．福岡行動医学雑誌，21；
39-49，2014を一部修正，加筆した。

第12章 内村英幸，竹田康彦：心としての発達的身体論と身体技法──間身体性
から間主観性へ──，その2．心としての身体技法と神経基盤．福岡行動医学
雑誌，22；45-56，2015を一部修正，加筆した。

終章 ①内村英幸：神経症の薬物療法はどのような意味があるか——脳に関する心理教育について．福岡行動医学雑誌，21；6-11，2014をベースに，②内村英幸：私の統合失調症への精神療法．31；62-64，2005，③内村英幸：最も長い治療的つきあい——良き伴侶にめぐまれた人たち——．福岡行動医学雑誌，17；48-51，2010，④内村英幸：治療抵抗性の強迫症／強迫性障害のaripiprazole増強療法．九州神経精神医学，62；116-119，2016，⑤内村英幸：精神科医にとっての薬物療法：身体は認知・意味生成の源である——身体化された心について．精神医学，59；136-138，2017の内容を加筆しまとめた。

編著者一覧

内村 英幸……うちむら ひでゆき

1962年　九州大学医学部卒，1968年 九州大学医学部大学院卒，国立肥前療養所（現国立病院機構肥前精神医療センター）勤務
1972～1974年
　　　　アメリカ　コネチカット大学　生物行動科学部門，精神薬理研究室留学
1982年　国立肥前療養所所長
2002年　国立肥前療養所名誉所長，雁の巣病院勤務
2003年　福岡心身クリニック院長，2007年　同クリニック名誉院長

主な編著──『情動と脳──精神疾患の物質的基礎』(1981)，『慢性分裂病の臨床』(1983)，『森田療法を超えて──神経質から境界例へ』(1992)，『精神分裂病ハンドブック──治療と看護の指針』(1997)，『精神科保護室の看護とチーム医療──困難事例への援助と対応』(2002)（以上，金剛出版），「森田療法は現代の精神医療にいかに活かせるか」（神庭重信編）『私の臨床精神医学』（創元社，2014)，「クリニックにおける森田療法の実践と展望」（原田誠一編）『メンタルクリニックが切り拓く新しい臨床』（中山書店，2015)，「心身症と心身医学の現在」（原田誠一，森山成枡編）『メンタルクリニックでの重要な精神疾患への対応［2］』（中山書店，2016)

竹田康彦……たけだ やすひこ

1990年　九州大学医学部卒，同大学精神科入局
1992年　国立肥前療養所（現肥前精神医療センター）で行動療法と森田療法修得後，八幡厚生病院，疋田病院勤務
2003年　雁の巣病院，福岡心身クリニック勤務，思春期青年期治療
2007年　福岡心身クリニック院長

主な著書──「摂食障害」（青木省三，中川彰子編）『精神療法の実際，専門医のための精神科臨床，リュミエール11』（中山書店，2009)，「認知・行動療法と森田療法の統合の試み──思春期・青年期の立場から」（原田誠一編）『メンタルクリニックが切り拓く新しい臨床』（中山書店，2015)，「児童・青年期の外来診療の現状と展望──身体技法を基盤にした治療の展開」（原田誠一，森山成枡編）『メンタルクリニックでの重要な精神疾患への対応［1］』（中山書店，2016)

松尾顕二……まつお けんじ

1992年　九州大学法学部卒，会社勤務
2001年　国立療養所福岡東病院付属リハビリテーション学院作業療法科卒
　　　　作業療法士として雁の巣病院勤務
2007年　福岡心身クリニック勤務
2014年　福間病院勤務
2017年　社会福祉法人理事，特別養護老人ホーム　次郎丸の里施設長

河村千鶴……かわむら ちづる

1991年　原看護専門学校卒
　　　　看護師として雁ノ巣病院勤務
2007年　福岡心身クリニック勤務

中島 良……なかしまりょう

2007年　福岡教育大学教育学部卒，2009年　同大学大学院修士課程修了
2009年　臨床心理士として福岡心身クリニック勤務

精神科クリニックにおける精神療法
認知行動療法・マインドフルネス・
森田療法をむすぶ弁証法的治療

2018年8月10日　印刷
2018年8月20日　発行

編著者———内村英幸
　　　　　　竹田康彦

発行者———立石正信
発行所———株式会社 金剛出版
　　　　　　〒112-0005 東京都文京区水道1-5-16　電話 03-3815-6661
　　　　　　振替 00120-6-34848

印刷⊙新津印刷　製本⊙誠製本
©2018 Printed in Japan　ISBN978-4-7724-1638-2 C3011

森田療法を学ぶ
最新技法と治療の進め方

［編著］＝北西憲二

●A5判 ●並製 ●208頁 ●本体 **3,200**円＋税
● ISBN978-4-7724-1399-2 C3047

入院から外来へ，不問から対話へと展開してきた森田療法。
その理論的枠組みと具体的な介入法・技法を
わかりやすく紹介する。

マインドフルネス・レクチャー
禅と臨床科学を通して考える

［著］＝貝谷久宣 熊野宏昭 玄侑宗久

●四六判 ●並製 ●200頁 ●本体 **2,200**円＋税
● ISBN978-4-7724-1612-2 C3011

マインドフルネスの臨床応用，その脳科学的な理解，
また仏教との関係について，
二人の医師と僧侶／芥川賞作家が語った貴重な講演録。

はじめてまなぶ行動療法

［著］＝三田村 仰

●A5判 ●並製 ●328頁 ●本体 **3,200**円＋税
● ISBN978-4-7724-1572-9 C3011

「パブロフの犬」の実験から認知行動療法，
臨床行動分析，DBT，ACT，マインドフルネスまで，
行動療法の基礎と最新のムーブメントを解説した行動療法入門ガイド。